U0305676

猴面包树

suhei

素黑 著

也许你不如你所想那样

中央编译出版社
Central Compilation & Translation Press

图书在版编目（CIP）数据

也许你不如你所想那样 / 素黑著 . —北京 : 中央
编译出版社 , 2023.11

ISBN 978-7-5117-4430-2

Ⅰ . ①也… Ⅱ . ①素… Ⅲ . ①精神疗法 – 通俗读物
Ⅳ . ① R749.055-49

中国国家版本馆 CIP 数据核字 (2023) 第 184947 号

版权登记号：图字：01-2023-3030

**也许你不如你所想那样**

| | |
|---|---|
| 总 策 划 | 李　娟 |
| 责任编辑 | 张　科 |
| 特约编辑 | 邓佩佩 |
| 装帧设计 | 朱　琳 |
| 责任印制 | 李　颖 |
| 营销编辑 | 陶　琳 |
| 出版发行 | 中央编译出版社 |
| 网　　址 | www.cctpcm.com |
| 地　　址 | 北京市海淀区北四环西路 69 号（100080） |
| 电　　话 | （010）55627391（总编室）　　（010）55627362（编辑室）<br>（010）55627320（发行部）　　（010）55627377（新技术部） |
| 经　　销 | 全国新华书店 |
| 印　　刷 | 北京盛通印刷股份有限公司 |
| 开　　本 | 880 毫米 × 1230 毫米　1/32 |
| 字　　数 | 108 千字 |
| 印　　张 | 8.75 |
| 版　　次 | 2023 年 11 月第 1 版 |
| 印　　次 | 2023 年 11 月第 1 次印刷 |
| 定　　价 | 52.00 元 |

新浪微博：@ 中央编译出版社　　　　微　信：中央编译出版社（ID：cctphome）
淘宝店铺：中央编译出版社直销店（http://shop108367160.taobao.com）（010）55627331

**本社常年法律顾问：北京市吴栾赵阎律师事务所律师　闫军　梁勤**
凡有印装质量问题，本社负责调换，电话：（010）55627320

你不是来看我，
你是来看你自己，
和自己相认。

素黑

# 目　录

Contents

# 前　言

## 和自己美丽相认

## 人有必要辨认出自己

这几年，我接到不少来自各地的讲课邀请，希望我分享如何能"一眼看穿"人的深层问题和"死穴"。

说能"一眼看穿"是夸张了，这种特异功能只在我的小说《如山、古树和我》里出现过。女主角是一名医生，能一眼看穿别人的痛症源头。我本一介凡夫，没有"一眼"看穿的功力，不过倒有"多眼"看通的能力。

多看几眼总比只看一眼稳妥。能看透一个人、一个问题、一个境况不容易，需要锐利观察、个人历练、累积经验、反复印证、细腻入心、磨炼耐性、冷静洞察，还有正气的修为。对，要求挺高的。

客人来找我都是因为"看不透"当下的困局，希望我能帮助他们看清楚盲点，找到出路走出来。他们到底看不透什么？主要有两方面：一是走进死胡同，看不透目前的情况和困局；二是看不透自己，对自己越来越陌生，甚至害怕看进自己的骨头里，一直在逃避面对真相。这种情况非常普遍。

很多人表面上想看透自己的心，想更了解自己的"本性"，知道自己真正想要什么、做什么，可真走到大门前，偏偏不敢举步跨进去。**有人想看通自己，有人却害怕看透。**

人为什么害怕面对真实的自己呢？其中一个原因是害怕看清楚后不能再逃避，而必须面对和承担，有道德责任，需要改善自己。"面对"原是沉重的担子，有人害怕承担不起，有人不愿意负责任，怕辛苦、怕付出、怕努力。

很软弱是不是？是，人性本如此。

我看个案已超过二十年。经验多了，仔细多看几眼，自能看通什么人会得到什么结果，谁能很快走上改善之路，谁会停留在原地不肯冲破自设的障碍，谁会死死地抓着自己的盲点和陋习不放，还有漫长自欺路要跌碰，这些都有迹可循，可预见结果，并不需要懂神通或算命。软弱的人难医治，懒惰的人没得救，你都懂。

你会问：我应该是最清楚自己的那个人，为何还会有看不透自己的时候？

这里要谈一个关键词：**分裂**。人很复杂，由多个分裂的自己拼凑而成，没有一个是前后一致、完整的你。这个你在努力，那个你在退缩，另一个你很善良，再一个你在伪装，还有一个你一心只想放飞任性……

分裂没有好或不好，只是一个正常的脑结构现象。人的心脑结构很复杂，可以同时呈现、发展，混合不同的反应、想法、欲望和期望等各自相融或相冲的状态。当人遇到难关或需要选择时，那些分裂的自己便纷纷出场，令人陷进混乱不安的状态，看不透自己，失去自控或自主能力。

**当想法、欲望和期望相融时，你会对自己感到肯定和自满；当想法、欲望和期望相冲时，你会对自己感到陌生，看不清心里所想，摸不着方向，失去自信，难以做决定。**自己的问题已经很复杂了，周遭的人和事也相当复杂，可人总是纠缠在自以为的"那个"困局中，没察觉到原来同时掺和了其他棘手的难题，包括关系或感情问题，个人生活、情绪、健康和财政管理问题，还有对外的沟通和社交问题等，直接或间接地生成当下的困局、情志或生理病。你越是无法整合自己的分裂，你就越混乱，不单令自己困苦，还会影响别人。同样的，你的不稳定，加上别人的内外不平衡，便会影响你，令你进入更混乱和迷失的状态。这个你，是你又不是你。

每一刻的你都是在变动的自己，**你不是要"找回"或"做回"你自己，而是要"辨认出"自己，**每一个当下的自己。分裂容易令人痛苦，**人有必要辨认出自己，其中一个目的是减轻痛苦，包括自己和因自己而导致的别人的痛苦。**认出当下的这个你，这些你正在做什么、想什么、怕什么、爱什么，尝试在分裂的自己中平衡情绪、欲望和行为，这样能令你和别人舒服一点。辨认出自己，重建一个整合和清晰的"自己"的图像非常重要，能助你成长，脱离困境，找到喜悦的方向。

我们都逃不过，需要面对自己。当你有能力看透自己的表里，和众多分裂的自己相处、整合、平衡和协调好，你才是你自己。

**因此，你不是来看我，你是来看你自己，和自己相认。**


## 习性是你最大的敌人


那如何才能看得"通透"？

我经常在演讲和讲课时提到，要看得通透、懂得爱，必须先懂得"照顾"。这个词三岁小孩都懂，言简意赅，可是我们都忽略了其深层的意思。"照顾"是"照"+"顾"。"照"是给予光。光里有温度，赋予温暖和正气。这是光的物理学，非常具体。光明能让我们看清楚方向。因此，"照"是能清晰地指引方向的明灯，让人感到温暖、安心，没有暗算或隐忧，光明正大，坦坦荡荡。

"顾"是看，不只是看，而且是"回头看"的意思。"顾"是不只看一眼、看一次，而是要回头再看，是"反复看"的意思。就是说，我们有没有每天回头看一下自己和别人？在给予光明和温暖的同时，你需要细心观看自己和对方此时此刻真正的需要，不盲目地要求、想象或听从，避免封闭在自己的世界里，猜想对方想要什么，或者只满足自己想做的事情，强迫别人认同你，接受你（的付出）。你要看自己和对方每天不同的变化，在无常变化**中顾己及人，调整你的关注点**。这才是真正的照顾。

能照顾，求看懂、看通透，不只需要观外在，更需要打开心扉，看进心里、骨子里。光是理性地向外观察，很多时候会忽略隐藏在背后更多的风景，而我们对自己或别人不了解，或者自以为很了解，很多时候又是流于一厢情愿或过分感性的定论，两者都有各自的盲点。

**也许你不如你所想那样。**

在面对人生困局时，你若容易陷于混乱，感情用事且冲动，便需要修炼定和静，然后理性才会归来，帮你干实事，处理和解决好问题。相反，遇上问题时，若只信任理性分析或所谓普遍性的科学数据，便会忽略导致问题的原因，可能更多的是涉及情绪失控或沟通失败的结果。

任何人能做到情理兼容，明心通透，都需要亲自历练，不偷懒，不侥幸，修细心，不以自己当下的感受或想法为首，愿意同时体察别人的处境、情绪和需要。这是我修炼自己的方式，此修炼能助我练成敏锐地观人和事的能力，期望能达致通透。

我们都知道，佛陀（Buddha）的梵文原本是"觉悟者""醒觉者"（awakened）的意思，也是"开明者"的意思，即有光后的觉悟，明心见性也。从沉睡中醒来，眼睛打开了，便能看见，看清楚，看通透。

有个道理你要懂：要走出困局，得靠提起双腿向前行，不懒、不怕、不埋怨、不嫌烦，别以"你不是我，怎会知道我的苦"为借口。**习性是你最大的敌人，给自己一万个委婉的理由，养活正在蚕食自己的心魔。**

## 请自行对号入座

我非常重视方法，不是理论，不靠讨论。

我最重视的咨询环节一直是"提供方法"，踏踏实实做好生命管理。与其说我是疗愈师，不如说我是生命管理顾问。我不喜欢讲太多理论。在此书里，我会举出大量的具体案例和自疗方案，引导你学习看通自己，看透别人、问题和事态，发现"原来真的不如我所想那样"，终将释然面对。请自行对号入座。

**人不怕找不到路，最怕盲目，有路看不见。**

此书是送给你的自我观察宝鉴，教你学做自己的侦探，从微观外表、说话习惯、肢体语言和身体状态开始，初步掌握"看通透"自己或别人的方法，进一步探索包括家庭、成长、健康和感情等的"过去"，细看你"目前"正在说、想、问和做着什么。从外到内层层深入，认出自己当下的真面目，看到问题的源头，为自己解困，避免犯下判错症，触及人性的"五大死穴"，并学习调教和照顾自己的具体方法，提高心性修为，重塑一个美丽自信、清安自在的自己。

**愿你能修炼出安然自若、光明磊落的心迹，和自己美丽相逢。**

此书的写作缘起2018年我被邀请在上海录制的一个大师班视频课"如何看通自己，走出困局"，其后被各地出版社邀请洽谈合作，都被我婉拒了。我不急于出书，希望能重新整理和补充内容后才出版。沉淀了两年，适逢全球步入疫症大流行的世纪难关，在人心惶惶失向之际，我正想为读者定定心，做一点美事，刚巧遇上志向相投的出版良缘，一切自有天意，欣然果断成书。

**此书生于乱世，能量稳扎如山，愿能为众生暗灰的心，闪出壮美憧憬的粼光。**

希望读过此书，你能跟自己重新相认，和自己好好相处，拥抱亲密关系，不用找我做个案了。这是我的小小心愿。

写于2020年10月

注：此书乃我的前作《爱在136.1》的方法篇，两本书内容截然不同，唯相互呼应，相辅相成，建议合并阅读。

# 1

从外表、肢体语言和说话习惯，
重新窥看自己

面对面做个案咨询，有时真像看相的相士。

我在看个案前必须让客人先填写一份"提案表格"，详述他们想咨询的问题的背景，如感情、家庭关系和健康状况等。我仔细看完后，大概能猜到没有写出来，或选择不写出来的其他状况是怎样的，因为字里行间已透露了客人的情志处境。细心加上经验，不难猜到或看到个案的核心问题和"死穴"在哪里。

然后，见面的第一眼，通常比从表格里看到的更准确。因为人的外表、说话时的语气、速度、神态和肢体语言，有时足够透视其内心的真相，看透一个人的表里。

反过来说，假如你有磨炼细心、训练六感的敏锐度，你也可以从外观重新窥看自己，发现和更了解自己，甚至可以看清楚自己当下的困局。

我会从临床咨询的经验，举一些代表性的案例，练习微观自己和别人的外表、肢体语言和说话习惯，从而找准他／她的问题所在。

## 微观外表

人的外表可靠吗？

你可能不用多想便回答："不可全依靠，因为外表容易装出来。"

我的回答是："可靠又不可靠。"说不可靠，你懂为何。说可靠并非肤浅，因为外表其实刻着很多细致的印记，坦白地呈现着容易被忽略的底蕴。从表面看到深层，正是我们需要修炼的阅人层次。

光从外表打量，你可能暂时看不透一个人，但可以一定程度地窥探到这个人的一些面貌，甚至是连他也没有注意到的那个可能更真实的自己。

我看个案时，除了重视事前分析和透视提案表格写过的内容外，更着重看客人从进来到坐下来的那一刻。视频谈话时，同样是看对方出现在镜头前的状态，一分钟内已能收集到相当多的重要信息。

呼吸、眼神、表情，是否自在、紧张、自信、宽容、沉重、准备好、开放、保守，等等。

一般人看不到自己的困局，因为**你没有看到自己当下的面部表情**。

你的表情总是人家首先看到的，但他们绝大多数时间不会也无须告诉你，亦未必懂得阅读。

看透自己的其中一个简单训练，便是**学习照镜子**。有必要的话，甚至可以找朋友帮你**录下对谈的全程**。

那如何观察外表？没有必须先看哪里的次序，不过每个人的外表总有一些特征，让人能一眼看见、认出和发觉到。

## 案例一：翻白眼排斥

她五官端正，单眼皮，是个十多岁的漂亮女孩。可眼线画得太黑，还打了深沉的眼影，应该是刻意装成熟的化妆风格。她就读国际学校，这是西方人较看得惯和接受的东方女人的化妆风格，不过看起来有点凶。她的困扰是社交烦恼，交不到好朋友，经常被排挤，脾气变得越来越差，有点自残倾向。她想让自己变得讨人喜欢，令同龄人接受她。

我留意到她很喜欢翻白眼，一脸爱理不理、无视你存在的样子。我问她："有没有人告诉过你，他们觉得你在刻意排斥别人吗？"她说有，问我怎么知道？但她马上否认排斥别人，说恰恰相反，她努力尝试刻意靠近别人，表示亲切，找话题，送礼物，迁就他们的喜好，可还是没有人主动对她好，她感到不忿。

## 调教方案

提醒她我注意到的化妆问题，还有她翻白眼和不在乎的表情。由于做个案不方便录像，我模仿了她的表情，她才猛然发现原来自己是这样："我以为这妆面很时尚、很受欢迎啊，从不知道我的表情原来不讨好。怪不得他们都不喜欢我。"

我教她如何把眼线画得"宽容"，改用亲和力强的暖色；提醒她每天照镜子练习改掉翻白眼的习惯，这样便不会吓到别人。还有用真诚交友的方式，不用刻意讨好谁。她较同级同学心智成熟，成绩也较好，既然同学跟她的水平不相同，其实不用勉强改变难以明白她的同学，不如转移更多专注力在肯定自己和专心考试上，明年升大学后会交上跟她志同道合的朋友。第二年她考上大学后，便不再有交友问题了。

## 案例二：整容缺陷

她是一位年轻的医生，告诉我她很讨厌面对病人。她说话时不看我，像在掩饰着什么，眼睛流露出目中无人的气焰。还不时地抖腿和撇嘴，表露不屑的表情。说话有点粗俗，人生不如意，过得不快乐。

我留意到她眼神不定，欠缺自信。细观她的五官，我发现她的鼻梁微歪，但一般人不会注意到。下巴看来稍欠自然，眼睛即使已经化妆画大了，还要刻意瞪大。我单刀直入："原谅我直言，你的眼睛和下巴是否整过容？"她愣住了，说："你厉害，被你看穿了。"原来整过几次，终于知道她在掩饰的是那张整过的脸。又要整容又要否定自己，整了还是嫌不够美，想掩饰，再矛盾不过！我问："为何不整鼻子？"她一脸茫然："鼻子难整，不成功。"原来是"死症"。她那么介意外表的"缺陷"，正好反映她的深层心结：原来她非常自卑，做医生、整容只为一心想攀上上流社会，以掩饰出身于低下阶层的背景。

## 案例三：性吸引力

她四十多岁，眼神空洞而凌乱，不断向左右看，不敢直视我。这是说谎或隐藏着秘密的信息。她想处理和男友相处的问题，我知道她在提案表格里写的内容并不是事实的全部，几经细问她的情况后，我直言："你是否有难以面对的秘密没告诉我？"被看破后，她马上红了眼想哭，承认了，原来她一直暗地里出轨，还在埋怨老公对她不好。

再看她穿的衣服：短袖圆领衬衣外面是吊带碎花连身裙，看上去还能散发年轻女生的气息。她说自己男人缘很好，却无法在工作上表现好，找不到原因。她是专业人士，其实她一进来我便故作轻松地问："你上班时也是这样穿的吗？"她说："是呀，舒服嘛！"这个答案已暴露了她的盲点：她更在意吸引男同事的关注，而非踏实地表现专业才能。说穿了，她选择穿休闲服，不愿意穿表现成熟、专业和代表诚信的工作装，不只是因为追求舒服和随性，其实潜意识里不想掩盖自己的性吸引力。

## 案例四：廉价品味

她是一名医务研究员。自卑，嫌自己长得不好看。

她谈吐得体，沟通能力不错。一眼看上去，最大的问题显然不在她的外貌，而是她的衣着：她穿了日系萝莉塔（Lolita）风的蕾丝短裙。假如她认真地穿的话倒是没问题，能穿好一种风格需要讲究，一丝不苟。可问题在于她一来配错颜色，以粉红撞黑；二来衣服的选料是大败笔，设计和手工皆粗疏。短裙下的风景更不堪，过厚的紧身黑丝袜上尽是线头，鞋却是毫不相干的浅棕色中跟短皮靴，从头到脚最吸引人目光的不是她特选的个性衣装，而是四个字：廉价品位。这直接令她的外观大打折扣，只会让本来就不出众的身材更自暴其短。

　　既然自觉外表不够好看，选择夺眼球的夸张衣着风格本来就不是聪明的手法，反映出她的自相矛盾，既需要被注目，又不够自信。可重点是她本来长得挺标致的。

## 调教方案

　　她虽然身高只有150厘米，但身材均匀，五官姣好。我当场带她到大镜子前让她细看五官，找出最美的地方，原来是她密长的睫毛，这就是她的优势了。眼睛才是她要多加强调让人看见的地方，可建立自信。说的当下，她原本被那呆闷的粉红黑色衣服拉沉的脸色马上变亮了。我提醒她注意选衣和衣色的搭配，选择优质的薄黑丝袜效果更佳。原来她不是特别钟爱萝莉塔风格，那不如索性放弃。

　　穿什么其实并非最重要，问题是你没有自信，又没有看到自己的表情和外观时，你便对自己愈加陌生和抽离，看不到自己的问题。

## 案例五：不修边幅

她刚三十出头，扎马尾，额头满是痘痘，看起来老态、憔悴，像个中年妇人，不修边幅，一副会吓跑伴侣的模样。

她的困局是思想保守，孩子不听她，工作没自信，怕老公跑掉。她的沟通方式和处事方法都是问题。她从不好好照顾自己，没心思打扮让自己健康漂亮精神起来，也是大问题。她是把所有精力耗在别人身上，连希望也寄托于人，忘了自己也失去了自己的特征。

## 调教方案

我让她把头发放下来，她说不，这样扎起来最舒服。我坚持让她试试看，她别扭了一会儿才肯放下来。果然如我所料，她看来马上年轻起码十岁，少女气息回来了。我让她照镜子，她看后笑了，不敢再跟我争辩。从不讨好的大妈模样，一瞬间变成大美人。

自信是什么？是你开放地动一动，变一变，还原本来已有的魅力和才能而已。不用整容，甚至不用装备什么新东西。魔术师是你自己。

## 案例六：目光无神

她三十一岁，感到没动力，对生活失去兴致，长期胃气胀，工作不悦心，觉得一直被父母打压士气，不被接受和肯定。她自觉缺爱，焦虑，胡思乱想，失恋多次，不明白为何老是重复找到有该缺点的男友，终归分手收场。

她的眼睛本来不算小，但没精打采总是半合上，目光无神。

**调教方案**

我教她处理工作、感情和老是感到被否定、缺爱的自疗方法后，再教她做以下的运动帮助眼睛重建神采，增添自信和吸引力：面对镜子，睁大眼睛，尽力越睁越大，靠近镜子看进瞳孔深处，由1数到10后慢慢收敛眼神，变柔。这是同时看清楚自己和接受自己的方法。

然后，屈曲五指，敲头顶百会穴，醒脑。接着，环绕眉骨和眼眶敲打，要感到微痛，醒神。再回到头上，双手敲打头的两侧和背面。和她一起做一次，她的眼睛马上变大五分之一，眼神宽容了，柔软了，板着的脸自动融化，笑了出来，原来她笑起来那么美！

**案例七：三角形眉**

她二十四岁，异性靠近时会紧张，焦虑不安。原因是害怕别人瞧不起她，嫌弃她。我说："其实是你先瞧不起自己。"她承认，然后大数自己有多不好：外表不美、肥胖、情商低等。

她有没尾巴的三角形眉毛，却从没想过需要修眉。我问为何不？她哑口无言。这正是问题。明明不悦自己的外观，却没想过积极修美。抱着这种保守想法的人，难怪会自卑，打不开自己。

## 调教方案

我建议她把土气的黑色大眼镜框换成时尚青春感的桃红色小椭圆形，利用眼线笔扩大扁长的眼形，加点眼影，涂唇彩，头发再修一下，她便会马上变得漂亮和有吸引力。美好年华，哪有丑的道理！外表能左右自信。眼睛美了，敢正视别人，也敢被人看了。

那看着别人时紧张了怎么办？我教她转化令她紧张的人和性别。她喜欢兔子，喜欢暖黄的光。我说："光没有性别，把周边的人看成会发暖黄光的兔兔，想象跟满车厢的兔兔在一起多幸福。"她明白了，尝试一个月，焦虑症得到较大改善。

治疗的关键不在除去问题，而是转化问题，重新跟世界和谐地联结上。

外表是最容易调教的表层。学会照镜子，改变穿衣风格，调教化妆，别习惯性皱眉，眼睛要有神。自己看不懂，便需要寻找专业或细心的人来帮你看，点出问题，日后多加注意。

# 微观肢体语言

外表能看到一个人的最表层，调教它有助于令别人对自己改观，增添自信。

有些人外表平凡，隐藏功力深厚，光是靠观察外表不足以看透对方的底蕴。

肢体语言是另一扇门，是进入一个人的深层暗格。看看自己有没有以下的习惯。

## 案例一：不断点头

她是一名实习生，有惊恐症状，工作压力大，不明白为何上司总是针对她、不信任她。她找不到出路，以为自己做得不够好，经常有挫败感。

我跟她说话时，她不自觉地不断点头，瞪眼，却不是代表同意或给我肯定的回应，只是一种习惯。她无法说出是何时开始的习惯，但肯定是不够自信的表现，需要通过点头说服自己和别人"听懂了""明白了""正在专心听着"，希望得到认同和肯定。可是她的频繁点头却造成了观者的不安，觉得她没自信。加上她说话时有点唯唯诺诺，像奴才一样，难怪上司不敢信任她，质疑她的能力，觉得她担当不起重任。

**调教提示**

假如你也有点头的习惯，可以练习把点头改为微笑。这个训练不难，几天工夫便能成功。

## 案例二：不敢直视，手抱胸前

他是快四十岁的销售员，没自信，谈过一次恋爱，失败后一直找不到女朋友，最近有心仪对象，却不懂得如何展开追求，白白错过了。

他一边跟我说话，眼球一边左右摇摆，不敢正视我。头不时会转开，像在努力寻找正确的回应，却又很不自信，手一直环抱胸前。这种情况有两种原因：一是可能在隐藏什么，努力说谎或遮掩；二是可能欠缺自信，害怕被看穿，也害怕丢人，在"想逃避又想面对"之间徘徊。

这是很多人不擅长（尤其是跟异性）沟通或表达自己的特征，有些人会眼睛下垂，有些人会不断无意识、无序地紧抓或捏手指头，有些人甚至会坐不定，不断换坐姿，或者转换抱在胸前的双手。

我仔细分析过他的个案，教他跟女性相处时如何运用眼神、表情和打开话题后，他的手自然地松开、放下来，不再自我保护和紧锁，心情也放松了，开始懂得笑，敢直视我了。

**调教提示**

注意自己跟别人说话时的眼睛，必须礼貌地直视对方，手要放下来。当你发现自己不自觉地将手抱于胸前时，便可知道自己的情绪状态，若难以马上调教过来的话，可以用围巾稍掩挡双手，能减少对方看穿你的不自在或没自信。手抱胸前的人多是紧张之辈，通常有胃痛，女性的话请尽量避免穿紧身带钢圈的内衣，要保持胃和胸的位置没压力、不拉紧，便能坦然正视别人，面对自己。

**案例三：不断抖腿**

她二十多岁，和我说话时一直在抖腿，眼睛不直视我，东张西望。

那年她被出版商派来当我的活动助理，对我算是有礼貌，对其他人却是典型的目中无人、不可一世的态度，觉得总是人家不对，自己欠反省。那次她陪我出差，在飞机上她坐在我旁边，空间狭窄，她居然还不自觉地不断抖腿，一来没注意到公众场合不礼貌，二来忽略了会影响身边的乘客。

抖腿反映了她的本性和情绪状态：一是自大、自私，不理会别人的感受，只关心自己的事；二是感到压力，焦虑不安，想通过抖动来缓解。我提醒她当众抖腿有损形象，尤其是在工作上陪作者出差，这样会影响作者和她公司的形象。我问她近日是否有不安的事，她才觉知到自己的失礼，马上道歉，被我看穿后她才解释，原来这半年来她一直纠结于工作上的不愉快问题，难以决定是否辞职，于是向我讨教。我分析了她的状况，教她排解不安的小方法。她道了谢，说日后多注意抖腿的事，也学会借此了解自己的情绪状态。

**调教提示**

抖腿不一定是不好的行为，它确实能帮助人们放松、减压，也能缓解身体原有的紧张和僵硬。把抖腿的需要和时间留给自己，跟别人在一起时需要顾及别人，不影响别人便可。

**案例四：瞳孔扩大，声音沙哑**

她埋怨自成长以来就缺乏爱，目前和丈夫的关系恶劣，甚至对他动过杀念。

我从她的提案表格中挑了她弟弟死去的那段童年经历，让她再细述。她很惊讶我会问跟她的婚姻毫无关系的问题，瞳孔马上微微扩大，声音开始沙哑。这时被埋藏许久、未说出的话一时间涌到咽喉，想冲出来时却被压抑住，同时也害怕把真话说出来，以致潜意识马上压抑了咽喉通道的心理反应。

她应该在说谎。先说忘记了，后勉强忆述。如我所料，她隐藏着关键性的秘密。我大胆直问她弟弟的死是否不是意外。她更惊慌了，瞳孔放大了起码三倍，被说中要害了。

她由瞳孔放大到眼睛下垂，手指开始轻微颤抖，努力地寻找回应的字句，挣扎着选择掩饰或者放弃，抑或是继续说谎。那一刻，她经历着人生中一个最大的难关：要不要埋没良心。她以为辜负她的是丈夫，是妈妈，是全世界，但她才是要为自己的命运负全责的人。后来她承认了：她妒忌弟弟被妈妈宠爱，"不小心"把他推到马路上，弟弟被车轧死了。多年来她努力掩饰、遗忘，深层的妒忌和罪恶感转化成被害和仇恨，现在转移到丈夫身上。

**调教提示**

当你在说谎或害怕时，能靠自己察觉到声音是否变沙哑，可瞳孔扩大自己看不到，需要靠专业治疗师帮你。但有没有说谎，你应该心里有数。当然也有人自欺欺人成性，要觉察和避免自欺欺人，可以参考本章下面"微观说话习惯"第十项"自欺欺人"。

**案例五：望向上方**

她是病态思想型，惯性地质疑所有事，可资质有限，无法想通看透，发展出多疑、焦虑和恐惧症状。

我教她敲头醒脑，敲面醒神，那些都是堵塞了负面情绪垃圾的穴位。敲完后，问她被敲过的部位感觉如何，她马上双眼望向她的右上方（即我的左方），久久无法找到一个适合的字说出口。

她擅长先去想和记忆，失去其他感知能力。其实她不是真的失去了痛感，只是不"知"那就是痛感，对身体反应很陌生。

了解NLP（神经程序语言学）的人都知道，向观察者左上方望是回忆影像，向右上方望是在想象或构想。她明显是彻头彻尾的病态思想型人，由于长期抽离身体，把精力全耗在思想上，她早已失去了对身体的感觉能力，只能靠"回忆"去感觉。

从视线方向看内心的其他参考暗示：望向（观察者的方向）左方是在回忆声音，右方是构想声音，左下方是跟自己内心对话、衡量，右下方是在专注感受情绪。

**调教提示**

思想型的人大多不爱运动，对身体没感觉，也从不关心，觉得自己最真实、最大的财富、最不能失去的是自己的思想，于是他便变成他所想的，导致他通常接收不到身体一直给他发出的信息，直至患上情绪病和生理顽疾才后知后觉，甚至多数不愿意或不相信调好身体可以减轻或治愈他的心理疾病。

**案例六：寡笑或假笑**

很多人都有寡笑和木讷的"表情"，通常是自觉社交有问题、不擅长沟通的人。他们跟动物相处可能很舒服自在，但面对尤其是陌生人、同事或客户，自然板起脸来，不带表情。久而久之，自己也感到呆闷，别人也不愿意靠近。

一直吝啬微笑的人，假如想改善社交关系的话，其中一种方式是"学习微笑"。

假如你是属于不快乐、笑不起来的人，希望自己能提升下沉的能量，变得开朗、从容、放松一点，令人不抗拒自己、愿意靠近自己的话，可以学习"大笑"。

笑容是可以练出来的。

方法很简单：每天对着镜子练习笑容，从微笑到大笑。不要执着是否真有什么值得你发笑，不要想着没有开心的事不想笑。你想与不想，都要练习笑。这项练习不是为令你笑得开心，而是启动你在训练笑时必须动员的肌肉和相应配合的器官，譬如嘴角、两颊、额头、眼角的肌肉，对应的器官是心脏和藏在大脑里的脑边缘系统（limbic system），两者都是主管情绪的器官。

**我们的情绪来自记忆，而最能造成巨大影响力的记忆是"身体记忆"**。你的某个记忆特别深刻，挥之不去，不是因为那件令你刻骨铭心的事情，而是借那事情所挑动的身体记忆，如伤心时那揪心的痛；被骂被冤枉时那喘息的气、发烫的脸、加速的心跳；被打时皮肉真实的痛楚；受伤时流血和骨裂的撕痛等，都在身体上。

**你记得那么清楚，常年无法忘记，是因为由情绪勾动的身体反应，能深深印记在潜意识的记忆库里，并处在备用状态，下次能更快地被呼唤出来，让你快速重温。能快速被唤起的记忆，才**

**是令你刻骨铭心、不敢忘记的记忆。**

为什么要训练笑？动了肌肉，启动了主管情绪的器官又如何？

训练笑的目的，是训练自己的潜意识，因为潜意识能主导你的情绪和肌肉，同时它又是经常在静候你对它们下指令，听你的指挥。你动了微笑或大笑的肌肉，动了相关的器官，潜意识不会分辨你是真的开心还是假装的，它只会按照指示配合你，马上启动笑的模式，帮助你打破沉睡不动的低沉状态。这一笑可能无法令你快乐起来，但能避免身体因长期处于零笑运动而变成惯性麻木，不让久积的消沉演化出真病来。

反过来说，我们也可以学会看会笑的人。

发自真心的笑，眼角肌肉会拉开和放松，眼神带着喜悦的神采。伪装或勉强的笑，眼角肌肉僵硬，只提升了嘴角肌肉，笑口再宽，也不过是装出来的。**控制眼角肌肉的是心脏，控制嘴角肌肉的是大脑。**你可看得懂对方是想着应该笑，还是真心在欢笑？

### 调教提示

要注意，有一种人不管心情如何，经常挂着笑容，连眼睛也在笑，你看不透他到底是什么心情，在想什么。他说话多慢条斯理，你难以从外观看到他的真实想法。这种人深藏不露，到底是"笑面虎"、城府深、心机重、虚情假意，还是宽容慈悲、随喜心安的人？你难以摸透。表面温和，讨人亲近，看似不设防，可你会隐隐感到他可能不真诚，在隐藏，不愿意透露真面目。通常政客、商人、推销员、（假）灵修人士等较多是这样。一般人很难靠表面或说话看通他们，必须看他做过或正在做什么。可参考下一章"瞧，你在做什么？"篇。

以上是我看个案时微观肢体语言的六个案例和调教的方法。当然肢体语言繁多，只要训练好定力和细心，你也能像侦探一样逐一侦测出，看通透。

另外，你也许对坊间流行的读心术或微表情心理学感兴趣，它们会教你一些读心术，有些其实是常识，当你和不同的人接触多了，不用研究读心术，也不难看到某些共通的肢体语言，譬如这些：

掩饰：揉鼻子。

撒谎：摸脖子，或直视和跟你有很多眼神交流，判断你是否相信他的谎言。

羞愧：用手抚摸额头。

口不对心：吞口水、摸耳朵、握拳。

紧张、愤怒、兴奋：瞳孔放大、手臂紧贴腿部。

紧张：说话时一直把手放在裤兜里，或抵着大腿。

轻蔑：嘴角一侧抬起，作讥笑或得意状。

这些说法可以参考，不过也不能过于依赖。我还是建议你能够配合观察说话和外表，全面地侦查一个人的微小动作和变化。更不要忽略当时的客观环境和对方的生理因素，譬如确认对方是否因为生理毛病而做出某种小动作。比方经常摸鼻子，可能是敏感症发作或者紧张所致，而非在掩饰什么。抵着大腿坐，可能因为空调温度太低、衣服穿得不够想快速取暖而已。还有不同文化、地域、种族和性别背景的人都有不一样的肢体语言，很难靠一般普及心理学或读心术指南以偏概全，避免被误导了，反而更看不透真相。

我会重视客人的肢体语言细节和其微妙的变化，对照说话内容的前后语境，再经过反复提问后验证，便可看清楚对方真正的身心状态。

不要尽信读心术，也别看太多强调读心术的神秘性的侦探电视剧，迷信那些戏剧性的所谓专家判断，可能不过是编剧为剧情需要而"作大"的夸张效果。


## 微观说话习惯


很多人费解，为何我见一个个案，动辄花上四五个小时，甚至更长时间，不会太累吗？而且因为我不管花多长时间也不额外收费，这岂不太亏？我看个案从不按时计费，愿意比一般疗愈师多花好几倍时间，不是因为大气，而是因为需要和客人当场做"认出自己"的训练，短时间不足以敲醒顽固的病态惯性。几十分钟后，客人才肯从经年死守的惯性模式惊醒过来，恍然大悟："从来没有人提过我原来是这样说话和思考的，拆解后马上训练和调教，真的清晰多了。"敲醒后才是重头戏：教客人调教自己的具体方法。有些时间真的不能省。能帮上忙已赚了，怎会计较亏不亏？

哪些人需要这么长的咨询时间？

通常有两种人：一是个案非常复杂，必须调教的事情太多，对方经济不好，我不忍心分两次完成，便尽量为他处理全部问题；二是对方的话特别多，对说过的话的记忆和反省接近零，即说话混乱、答非所问、容易跑题和走神，而正是这种杂乱的说话方式，导致对方的困局、形成他的"死穴"。必须通过在对话中途突击截停、反问、抽出有问题的例句等当场作语句分析，进行实用的聆听和说话训练，让对方先想清楚再开口或回应，学习反省和聆听自己，点出自己习以为常却不自觉的说话毛病，从而改善思考、聆听、沟通和表达的技巧，直捣自己的核心问题。

从微观说话惯性的特征，可以了解一个人当下的情绪和隐藏的心理状态。

**你所说反映你所想。**

**人要养成不随便把东西放进口、把话说出口，才会进化，能静观，看通透。**

下面是我经常在看个案时遇到的典型例子，抽取较有代表性和重要性的与大家分享。

## 一、提高声调

有些人总喜欢提高声调说话（即飙高音），尤其是开头那句话，像惯性开场白一样。

譬如有些女生，一开口便不自觉地用比正常音高出八度的音阶说"对呀"、"对呀对呀就是这样"（广东话：系呀系呀就系咁啦）、"哇，怎么会这样"（广东话：点解嘅）……故作惊喜、好奇或单纯，表示附和、奉承或赞同，希望博取你的好感，或想吸引你的注意。

这种人的文化水平普遍比较低，没主见，赶潮流，真无知，欠自信，喜欢奉承，害怕寂寞，需要陪伴，说话特别多，大多欠缺安全感，介意别人的评价，需要抓紧身边几个亲人或朋友听他啰唆，通常说没有个人见解的话题，如八卦、是非事，内容带负面、埋怨或批评。

这些人的自我控制能力低，容易被左右。有时甚至社交能力低，渴望合群但欠缺魅力。

## 二、语速过快

语速过快，句子之间不留虚位，急忙把脱口而出的话说尽，没完没了。所说的话大多是不必要的内容，没想清楚是否说得恰当，内容可能是重复，重复了也无所谓，反正都分不清楚了，重要的是一气呵成把话说出来。

这种快语速状态通常是源于紧张或害怕。害怕静下来时要面对他不想正视的真实问题。也由于欠缺自信，害怕被别人批评，于是潜意识想堵住别人说话的机会。越是害怕越紧张，需要加快语速去掩盖。

也有人性子急，处于压力下，需要快速说话完成任务。

也有人通过快语速占据被听见的空间和时间，不让别人占上风，夺去被关注的机会。

当然也有训练有素的专业演讲者、演员、推销员或骗子，他们借快语速制造声势，夺取信服，用他的话语迅速占据你的全部内存，令你没有虚位回到理智，想不到别的，达到吸引你令你崇拜，或向你成功推销的目的。他们的话孰真孰假一时难辨，当心被洗脑。注意自己是否正是这样的人，也怀有相同的目的。


## 三、拉扯乱说

通常不停地说话的人也有快语速的情况。他们不顾别人的问题或话题，自说自话，潜意识里想填满时间，害怕停下来要聆听别人，面对自己。这也是没自信的例子。

遇到这样的客人时，我会故意让对方不停地说约10分钟，有时会更长，然后突然喊停，问他刚才说的那句话是什么，或者正在说着什么话题。对方通常都无法正确回答，要么忘了刚说过的话，要么扯远了话题，无法回溯原本的那个话题。

思绪混乱无条理的人，容易不停地说话，内容混乱，听不到自己正在说什么，反正是乱想乱说。假如他的负能量重，话题便离不开是非，不断数落别人，散播谣言，中伤他人。

不停地说话可能是出于害怕，怕被看穿内心的真实所想，怕有空档时间面对对方和自己，怕被对方问到自己不敢回答的问题，靠充塞时间、不留被问起的余地。

没有安全感的人会不断地说话，充塞空间，害怕静下来，宁愿不断说，不管说什么。渐渐形成习惯，不说话会感到不舒服。这些人难以自处，通常不敢独行，也有人特别怕鬼、怕黑、怕寂静，晚上要开灯睡觉，需要人陪睡，回家马上打开电视要听到人声。

**静不下来、不能闭嘴、难以独处的人，不会有沉淀稳重的力量。**

一个好端端的、平衡的人，不需要说那么多。


## 四、口头禅

每个人总会有一些口头禅，口头禅能反映这个人的某些性格、心理状态和价值观。

我会花不少时间训练客人听自己在一段时间的对话中，用过多少重复的句式或表达模式，暴露他长期在为自己的困局自制了什么致命伤。

**当心中了你嘴巴设的埋伏**。注意一下自己的话里是否有惯用的重复句式，譬如"我觉得""但是我觉得"，说时音阶可能特别高。这种人多半非常固执，死守自己的想法，不听从别人，觉得自己才是对的。或者不断说否定句如"不""没有""但是"等，用来掩饰或转移焦点（关于否定句会在下一项详谈）。

相反，不断说"是""是的""好的""没问题"的人多是敷衍、礼貌或机械式的回应，做事待人不会很认真，不上心，他们的行事标准和生活的满足感也较低，很多时候在讨好别人后却不知如何讨好自己，容易失去生活动力和兴致，有迷失感。

有负面思维的人特别难自制，不断重复对自己的负面描述或评价，形成口头禅，譬如曾经有一位客人"上了瘾"似的，在一小时内不断强调自己"一直一团糟不如别人""怕自己变成祥林嫂""一直觉得自己很可怕""一直不知道要怎样调整自己""不知自己该做什么，不该做什么"，等等。我实时提醒她在重复了，要注意到不要再说了，可不到5分钟她再次重复。我再次提醒她，她再次重复。最初被提醒时她有点不高兴，觉得我没耐心听她说，直至被多番提醒后，她终于被自己密集式的病态重复唤醒了，惊觉自己的问题有多严重，开始懂得自嘲地笑了。

原来你正在重复"确认"那个口里说不堪、潜意识里却想变成的自己。

**你怎样描述自己，你便成为那个你，这是自我催眠的惊人威力。**

我们无须说服别人自己有多不堪，必须停止对自己负面评价的坏习惯，学习拆穿自己喋喋不休的重复，不过是着了魔，上了瘾。经过一轮训练后，你会提升警觉力，懂得及时或事后马上提醒自己该停止和改口了。


## 五、否定句

有一种人，惯性、刻意地劈头便说否定句，如"没有呀（广东话，无呀）""不是的""哪有呀（广东话，边有呀）""不（广东话，唔系呀）""但是""不过"……已成惯性，深刻在潜意识中，是几乎一开口便自动射出的子弹。

我做过一个个案，客人是四十七岁的女士，她说了很多否定句，也不直接正面回答问题，多用高音，十句里起码八句开头说"不是"。她不信任人，不坦诚，双手紧抱胸前，自我保护和防范意识强。要解开这种人的聆听和接受的封锁线并不容易。

这类人的否定意识强，自我保护意识强，是软弱和没自信的表现。他们害怕被批评，怕失败受挫折，拒绝尝试新事物。自知没能力比拼，便想先发制人或抢先掩饰，以先否认、拒绝封了对方的门，阻止继续讨论，以求避开话题，他们可能根本没有被要求表态，甚至没有听清楚对方在说什么，便自动弹出否定句，求自卫。

在我的"当场对话看穿自己"的训练过程中，大部分客人被提醒原来正在不断重复用否定句后，有些会变成刺猬，开始不友善，略带攻击性，想躲藏，发出最好不要惹他、不要继续的信号。他不一定有错或理亏，可能只是没自信，或者突然想爆发压抑的负面情绪。上述那位女士便是这种情况。

他们的脾气通常不好，容易发怒或忧愁，甚至大多面色暗沉，眉间皱起，社交关系也不太好，少有知心好友，身边亲密的人都被他们赶跑了，包括治疗师。

假如你是这种孤立自己、不信任人、不断重复否定一切的人，不信任专业治疗师，却又想自救的话，可以一试以下方法：不妨录下自己和别人的对话，注意哪里重复，重复了多少次，重复的句子和内容是什么，找出自己的"死穴"。


## 六、马上自辩

有些人什么都反驳你，他们像不想长大的孩子，喜欢说"不是的""我不是这个意思，我是指……"为自己辩驳，总之觉得你误解了他，他"不是这样的"，还会跟你死缠烂打，固执己见，容易生怒气，也容易惹人生怒气。

他是欠缺自信，连自己也没有把握说服自己是百分百正确，只是更不想被你否定。他不能失去你，不想被你嫌弃，很想改变你对他的想法，很希望你能认同他想认同的那个自己。

矛盾的是，他同时是个自我中心牢固的人，不聆听别人，主观、固执、死性不改、输不起、要面子、爱逞强，会自动过滤否定自己的话，甚至打死也不觉得问题在于自己，不肯严肃正视自己的缺点，却很想保持良好形象，所以尽力希望说服别人认同他，不想被否定。

他们有些天生散漫，懒得改进，找借口不行动，推卸责任，说不过你时便无赖地圆场，辩护自己不过是童真，需要别人的包庇和包容，跟他们相处令人疲累。

相对于直接反驳或表达不满的人，这种人更多是伪君子，假修养，欠觉知。他们多不会认真想改善自己，骨子里自傲过人，错的永远不是自己，更多是觉得自己是个大好人，有问题的都是别人。

## 七、不停纠缠

这是上一项"马上自辩"的顽固和病态版，多出现在有精神疾病或否定自己有病的人身上，也有老人、知识分子、脑退化症患者、过分以自我为中心的人，他们需要别人的认同和陪伴，内心害怕孤单，对自己欠自信，害怕停下来便什么都没有了或会再次失去。

这种人的特性是不断在同一话题上纠缠不放，不断追问、解释，要求澄清，直到你说中他想听到的内容为止，才满意罢休。他们通常会用自辩式开头语，如"不是的""我是指""我不是这个意思"等，然后没完没了地解释自己的意思，或纠正别人对他的误解。

他会咬着你的话不放，跟你讨论，誓要把那个话题说到底，说到直至他预设的定案为止。他会不断追击你，逼迫你跟他对垒，步步追逼，令人疲惫。你想放弃也不容易，他不会轻易停止对话放过你。他喜欢用针对性、批判性的用语，往往不留情面，自以为是。

不停地说话纠缠令他获得快感。这是一种近乎强迫症的病态，"钉"在一个点上不放手，事实是他的脑神经在那个点上不断打圈，前后来回，跳不到下一个点，走不出来。不是他刻意要这样，只是病了，着了魔，躁郁症，脑老化或脑退化。他需要别人帮助才能停下来，办法是对方要忍得住不跟他辩驳，不然容易感染他不断输送的负能量。你要强行停止对话，离开他，让他被孤立后逐渐静止。但他可能还是继续纠缠在那个话题上，独自继续想下去。再有机会，会把同样的话题找另一个目标继续"讨论"下去。

要非常注意的是，这种纠缠很容易被传染，挑动别人的情绪，让对方中计后继续跟他斗下去，互相吸食和增加对方的负能量，达到令对方变成同病患者的目标。别跟他斗到底，先停的那个才会赢，继续你便输。当心这是助长自我的游戏，被挑动的自我会觉得不甘心。我常打趣说，这种人是来帮你修行的。

患有精神疾病的人，即使你停了，他还是不会放手，继续用任何可留言的途径，不断打扰你，说同样的话，变本加厉，甚至带恐吓性或暴力。这时他的病情已变严重了，必须赶紧治疗。有这种纠缠迹象的人，请尽快求医，别以为只是小事，怪别人不明白你。

## 八、过敏反应

有一种人特别容易受伤，有受害者心态，一句不中听的话就能开罪他们，跟他们说话要相当小心，哪怕你是他们的好朋友或亲人，也不能随便跟他们直言或说笑。

另一种对说话有过敏反应的人，会马上给你不经思索的回应，可以是肯定，也可以是否定。给否定回应的人在上面第五和第六项已详述过。有过敏性"肯定"反应的人，他们多是迷信类型，主见不多，但像海绵一样擅长吸纳别人的反应，换成是自己的"真实"体验，以提升自己的水平和层次。

譬如这些人会对某个人或事物预设立场和喜好，一旦提起、被问起，便会不经思索地马上告诉你他的感觉，通常描述得很仔细，反应也夸张。我遇到过一些容易崇拜老师或名人的粉丝或信徒，他们多是宗教、健康或身心灵狂热者，每当他们看过其心仪大师的作品后往往能写长篇感想，甚至能背诵书里的内容，极力告诉你那书、那大师有多棒，多慈悲和洞见，打开了他们的心，令他们见到光明，云云。满是宗教式的用词，向你推销他们是如何受益和蜕变的。

又譬如试用过什么产品后，他们的身心反应都异于常人的强烈和夸张。假如你仔细考证过的话，就不难发现他们用的字眼多是抄袭所崇拜的名人或大师说过的话，反应也跟随了他们，不过是借来的体验。他们对文字或身体其实并不敏感，消化和诠释能力也不是很强，却喜欢马上下定论、评论，目的是想尽快在相关的社群里表达自己，让别人听见自己，肯定自己的存在。这些人大多较自卑，很想攀附权贵，容易盲目信赖偶像，以担当"忠粉"成为生命寄托的人。他们活在别人的世界里，当别人的影子，难以分辨是非好坏。

相反也一样。抱持否定和不信任心态的敏感反应者，什么都朝向坏的、受害的、被整的方位下判断，自判不幸的际遇，也急于告诉你这不幸的结果。同样的产品，人家用后效果不错，轮到自己用却没效果，或有不良反应，不过是由否定心态导致的心理作用，却可以说服自己与一般人不同，是个受害者。重要的是急于要告诉别人他们的反应，希望吸引关注或同情。

## 九、急于回应

这是我见过的个案里大多客人会有的毛病，可能是因为紧张，或者太急于说出自己的感受，于是在没有细听我在说什么、问什么前，便零时差"回答"我。结果答非所问，错重点，或自言自语在独白，只想说他准备了几个世纪必须喷出来的心底话。通常是重复的内容，用几万种方式说同一件事情、同一种心情、同一类埋怨。这种人，需要先学会沉淀下来，想清楚、放缓后才能看清楚问题。

另一种急于回应的人，多出没在社交网络上。发现一个新帖子，几乎没看内容便点赞，或写几句评语，赶着亮相。他们太想表现自己，可能想冲破自己是小人物的角色，令某些名人或有不少朋友圈的人关注自己，顺便把关注他们的人都吸引过来。假如你已建立了名气，或者你的朋友圈阵容很强，你会发现这些人会先要求加你做朋友，成功后便把你的朋友逐一加上，到处留言，像真的加入了你的熟稔朋友群一样。有心机也好，无心机也罢，他们都需要被关注，他们害怕寂寞，却由于滥交得太着痕迹，他们的留言大多是急于表现自己多于认真回应你的帖文。借题发挥，胡言乱语，哗众取宠。假若他们是有才气的话，还可能成功吸引几句回应；假若是愚笨无知的话，便是当了小丑也不知。

其他过快回应的人，通常容易祸从口出，心乱难定，害怕寂寞，经常需要有人回应自己，陪在自己身边，无法自处或独居，以广交朋友填满自己的空虚。

## 十、自欺欺人

或者说，他们也是口不对心吧。

譬如有一位客人自觉是个精打细算、买东西有分寸的人，绝不奢侈浪费。她不忿被丈夫指责乱花钱，埋怨丈夫计较，不够爱她。可事实是，她在两个月内，用丈夫的信用卡买了一双过万元的鞋子、两只共六万元的名牌手袋、一台上万元的咖啡机（可她平常只爱喝茶，她丈夫只喜欢喝速溶咖啡），还有造面条机、空气炸锅等厨房用品（事实上她几乎天天在外面吃，很少自己煮饭）。被当面查问时，她便马上转移话题。

我有一个朋友，自称近年已开始爱惜身体，不再喝冷饮了，声称已完全戒掉了汽水。可是我和她相处了一天，她午餐点了冰柠檬茶，下午在饮品机买了冰咖啡，晚餐也点了冰奶茶。当我指出她今天几乎所有饮料都是冷饮时，她面不改色地说："我只是今天觉得太热了才这样，平时真的没有喝啊。"你信不信？

还有一位男客人和女朋友吵架和好后，承诺会好好照顾她，不再让她辛苦，说自己那天为她煮了她喜欢的菜，同行时带了外衣给她待晚上天气转凉时穿，替她背包，主动扫地，清洁厨房。她对他的表现感到很满意，他对自己也一样满意。第二天，男客人说有事忙晚一点回家，回家后没看她一眼便倒头大睡。第三天，男客人吃过她煮的饭后坐着看电视，世界杯比一切都重要。自此以后，他再没有做过家务，高调地承诺只兑现了一天。

什么才是真话？

**我们都活在自己的印象里，自欺欺人。太多人毕生生活在自制的虚幻中，说谎骗人、骗自己，真假难分，演坏了角色。**

## 十一、说谎成性

有一种人养成了说谎的习惯，无意识地自然说谎，毫无原因或需要。这是一种"说谎成性病"，这种人大多是害怕负责任，潜意识里对自己不满意，觉得自己不够好，越想做越抓狂。

也有一种惯性说谎者是因为专业训练所致，多出现在或多或少需要伪装或吹嘘的行业或角色中，如演员、推销员等。由于长期训练，满足感强，太喜欢也太容易入戏，他们回家后可能忘掉撕下那张假面具，会对家人或伴侣撒谎，说谎入骨了。

更多说谎者出现在伴侣之间。为什么选择向伴侣说谎？原因大致有三种：一是做了伴侣并不认可、不接受的事，而对方一定程度是合理的，于是内疚；二是懒于费劲跟伴侣解释为什么你这样做，不那样做，为求安静，随便编个假话安慰对方；三是没特别理由，可能是习惯了，甚至上瘾了。最初说谎的理由可能还能解释，最后变成心瘾，改不了，也不想改了，变成出口成谎，态度无赖，埋没了羞愧心。

说谎成性的人有两种状态：一是已入化境，麻木无耻；二是人格在善恶之间拉锯，越想走出来越深陷其中，被魔性操控，痛苦挣扎。恶性和善性皆不足，是软弱的化身。

**说谎成性患者需要修补羞愧心**，才有足够的动力坚持逐步调教，治愈自己。可惜这羞愧心通常是迟来的，要待死到临头，将要或已失去最重要的人和物后，后悔莫及时才出现。找回羞愧心是其中一个治疗瘾症，如说谎、拖延、嗜赌、花心、购物、贪食、受惑的心法。

另外，简单一点但同样艰难的自疗方法你其实很清楚，只是懒得做，便是下定决心成长，收起幼稚无赖的顽童心，学做一个合格的人，负应负的、承担应承担的责任。请找治疗师帮忙。**说谎不能帮你得到真正需要的，只会令你失去更多。**

## 十二、口是心非

我看过一个个案，女孩从小被母亲打压自信心，批评她丑，长大后变得自卑，自觉很丑。见面时，我让她从几张高低不一的凳子中选择令她觉得舒服的，她不经思索便自嘲："我这种腿短的人，坐这种高度的凳子便可以了。"她这样说是酸味，不是幽默。

她的母亲嫁错了人，无法给孩子安稳、有爱的生活。好不容易耗过去，摆脱了不堪的丈夫，独自养育几个孩子，年纪大，钱不够，身体差，心里到底是什么滋味？难受、自责、不甘、悔恨、怨命。没有谁可以倾诉，只好压抑和强忍。眼见无法给予女儿幸福，给她造成了童年阴影，心里更不平衡，发泄的对象不幸地也只能是女儿。骂她不过是骂自己，借自己亲生骨肉埋怨自己没用。这是母亲口是心非的真相。

我说："跟她认真你便输了，那些都不是她的真心话。她只是跟自己过不去，她否定的原是她自己。"**心结放不开的人容易心口不一**，渐渐养成自虐和被虐的惯性，令身边人难堪。她明白了母亲的病也是自己的病后，知道必须重新肯定自己。

另一种人总是心口不一。明明想要却说不，明明已有想法却假装询问你的意见。有些装作开明还带笑，有些早已露出相反面色，摆明在试探你是否能猜出其心意。这种心口不一的伪装，男女都流行，不只是女人较难猜度心意。要看穿真相，可先看对方说话时眼睛是否真诚，心情是否轻松。假如是闷闷不乐，怀有心事，神色凝重，声线晦气，故意挑衅的话，你应该知道，对方说什么都不是真的，你好自为之。

处理方法较复杂，要先搞清楚对方是心情不好借故发泄，还是故意挑衅准备作战。通常这种情况不能光靠讲理或查问清楚得以缓和气氛。可以尽量改用肢体语言代替说话，陪在对方身边，给他做个鬼脸，说些傻话逗逗他。给他适当的身体接触，比如温柔地握着他的手，表达你明白他的感受，或者坦白说你也感到无助但不想起冲突，待气氛和情绪缓过来后再回到话题上去。有需要时，甚至可能要先说："对不起！令你不开心了，都是由于我的笨。"

有一种口是心非人人都懂，你看年老的父母总是对子女说："不要买东西来，不用来探望我们啦，你们都忙。"你很清楚你买东西去探望他们时，他们的眼神和笑容有多宽容和安慰，便知道答案。

心口不一可能是一种算计，攻心计，找麻烦，也可能不过是怯场，不想被看穿自己的虚怯或弱势，也有不知所措，不懂处理当下的纷争和矛盾而心急说错话，事后很后悔，想补救但欠方法，时间久了，容易一而再地犯错，破坏关系。

## 十三、埋怨卸责

这也许是最难自觉的毛病，大部分怨气重的人，几乎每句话都带着埋怨和怒气，说人家的不是。贪得无厌的人，自负但没能力的人，没法掌权的下属、小职员或小人物，没权没势、没地位、不受宠的人等，都爱埋怨。

在任何权力架构里得不到优势、被孤立的人，若情商不够高的话，很容易终日皱着眉头黑着脸，像全世界欠了他一样，说第二句便尽是埋怨身边人的话。这是怨妇病，也是普遍的老人病，脑细胞缺少OMEGA-3的迹象。

我看过一个个案，我问她最想做什么工作时，她说："我喜欢跳舞，但是父母从小便否定我的喜好，他们一味地觉得我喜欢的东西都不靠谱，我必须听他们的安排。我从小缺爱，连最近分手的男朋友的母亲也瞧不起我，她嫌我不够踏实。我想开网店，爸爸不赞成，不支持我，不借钱给我……"说到这里我必须制止她，问："啊，扯远了，我原先问你的问题，你还记得吗？"当然已经忘了。原本问她想做什么工作，她借题发挥，只用几句话，便成功埋怨了几个对她不好的人，包括父母、男友和男友的母亲。打包效率相当高呢！我追问她到底喜欢和有能力胜任什么工作时，她马上推卸责任，说没有钱开不成网店。我问她有能力靠自己做什么？她沉默了。事实是她不努力，懒散，没动力，等侥幸，只会把活得不如意的责任推到别人身上。没能力，没本领，独立不起，要靠父母，还有诸多埋怨。

注意这些人的口头禅或主语多是"他"或"他们"。他们说话时通常无法专注在自己的事情上，只说别人的不是。他们是典型的受害者心态，看不到自己的"死穴"，焦点全放在别处，往往身体病痛也特别多。

**埋怨多的人，同时是非也多，却毫不自觉。**

满口埋怨和分不清是非的人，假如你无法提醒他们的话，还是尽量远离比较好，因为他们的负面脑波能在近距离和极短时间内抄送给你，传染力很强。若你的家人或爱人怨气大，当心你也无可避免地复制了而不自知。

## 十四、自我亢奋

这种人会以"宣布"的方式，强调他现在"不一样了""好了""没事了""走出来了"，目前过得"很快乐"。这种自我亢奋的情况尤其多出现在他们经历过磨难后，譬如刚被撤职、分手、离异、死别等。

也有人经历过某种治疗，觉得自己已经"康复"了，没病了；或用过某种健康产品后效果非常好，兴奋地推荐给别人。他们散发的能量很高，热烈的眼神在等待你的认同和赞赏，期待你能见证他脱胎换骨的蜕变。他们通常会提高声线，眼珠转动，满脸笑容，可都集中在嘴角，即上面谈到"微观肢体语言"时提过是用脑袋"制造"出来的笑容。这种亢奋状态是过渡性的，可能只是自我感觉良好而已，并非真实的"变好"。又或者是从早前的病态反弹的极端反应，肾上腺素飙升，像酒后自high的效果，跟服过兴奋剂没两样。无法确定他到底是否真的很快乐，但可以确定的是，他这种自我亢奋的状态并不正常。他们很想别人肯定自己努力的成果，太想告诉全世界自己已经"没事了"，不用担心他。

但独处时的感受才是真的。那一面，只有他自己知道，但你可以猜得到，能看透。真正平静和已走出来的人，可能会有短暂的兴奋满足期，很想跟别人分享，但很快会降温，恢复正常表现。他可能性格会改变，面容不一样，但眼神会稳定，不用挤出微笑，懂得真正的拥有不用挂在嘴边让全世界知道和附和。这才是真正属于自己的平静。

离异、换工作、情绪病康复后，在适应期都容易出现自我亢奋的情况。有人甚至想证明自己很正常，热衷通过分享会公开发表经历和感受，也有因而欲求当一名治疗师，去帮助相同经历的同路人，但极不建议他们在还处于自我亢奋期时去"帮助"他人，因为他还未真正度过沉淀期。待恢复平静，不用靠"说"去"证明"自己真的"好了"，才算较贴近真的"好了"。

**自足的人，无须刻意找听众。**

## 十五、爱给意见

你身边不时会出现这种人吧，包括你自己可能也是，特别喜欢给意见，不管对方是陌生人还是熟人，都不放过机会表现自己知识广、人脉强，总之就是有用、有办法，是能帮人之才。这类人可能不过是太害怕寂寞，需要被别人需要，让人什么都想起他们，需要他们，会找他们。于是会努力让自己成为别人需要的人，提供意见和有用的信息。成为"专家"便是快捷方式。

这些人也爱权威，希望能影响别人和世界，做不平凡的名人、大人物，不甘于做没有知名度的小人物。

他们不少都有老师瘾，是说教控，表演欲强，话题一旦打开便眉飞色舞，滔滔不绝，把周边的人当成观众，声音越提高，情绪越高涨。假如喝过一点酒，更是得意忘形，时间飘在浮云外。

一般知识水平的人，会像推销员那样介绍产品，引出话题，交换购物情报，借此交友，建立群组，不会寂寞，自己有需要帮助时也可以随手找到人帮忙。很多女性都是以这种手法建立裙带关系，推销产品赚取外快或人情，求的也是互相帮忙的方便。

自命稍高层次的人，会借故介绍人脉、书籍、教会、老师等，喜欢教人健康疗法、保健方法，投资或投机心得，提供情报，自觉已是专家、长辈，在给意见、分析和大谈做人道理时享受快感。他们期望改变别人的看法，甚至改变他们的财富和灵性、信仰等。这些人通常会崇拜专家和大师，骨子里渴望成为知名大师和影响力强大的人。

有时他们会主动出击，到别人的社交网站发表的帖文下发评论、纠正别人的言论、踩场踢馆、挑起争议、开展骂战。自大者更会创立一家之说，努力吸纳信众或门徒，自带光环，沾沾自喜。这些自作聪明、挑起事端、自命大师的行为惹人反感，容易招是非，尤其是被他引导后得不到预期回报的人，会回来声讨或埋怨，结果在不少群组制造是非，引得人们互相抨击或谩骂。

## 十六、过度聚焦

你可能会聚焦在同一件事情、事件、人物身上，甚至是某人的一句话、一个动作，不能自拔地时刻想着、挂念着，有针对性地发声、谈论和立论。相对于上面的"不停纠缠"状，这种聚焦更失控，而且只集中在一个点上，极度需要锁定它来填补自己的心洞。

常见的案例是你锁定一个人，高度关注他的一切活动、言论和行踪，不断对他做出针对性的攻击，穷追猛打，会说出你"正常"时不会说的失礼用语，如脏话抹黑对方，做事实指责、无限上纲、虚构内容等，构成滋扰，甚至犯罪行为。他可能没有得罪过你，或者根本不认识你，可能只是你不认同他的意见、思想、理论等，或者你敏感，找个替身来发泄你的内在分裂和不平衡，甚至是因爱生恨，原来对方不如你所想象的完美，情感反弹便会走极端，失望之余找他来泄愤。

相反也一样，你像暗恋般对他牵肠挂肚，很想吸引他的注意，希望能和他进一步发展亲密关系，哪怕他根本不认识你。他通常是你暗恋的周边人，或者是名人、明星等。你要细看自己是否过分关注某一个人的一切行为，为之废寝忘食，耗尽自己的精力、时间和金钱去追踪他，跟随他。你可能是在追星，或者沉迷宗教。

也有较轻度的患者，可能你身边都是这些人，喜欢沉醉于谈论他喜爱的宠物、孩子或爱人的日常生活琐事，话题离不开他或她，会在社交网上不断发相关的照片和话题，不管旁人是否感兴趣，甚至强迫朋友看你那宠物、孩子或爱人的照片，热情高涨，同样可能已惹人反感却不自知。

这是病态也是病征。当然你是不自觉的，但你可以检视自己是否每天都想着一个人，让你分心，不能集中精力做事，所有思想都围绕着对方的言行，可能令你不安或吸引着你，导致你难以抽离，甚至演变成强迫症。对方若没有回应你的话，容易导致抑郁症。请尽快寻找专业治疗。

## 十七、不肯开口

你不肯、不想、不敢、不急着说的话，也许更能反映真实的你，还有你的性格"死穴"。譬如有一种人，打死不肯当面跟对方道歉，死不认错，可能深知错在自己，无脸见人，羞于面对的其实是自己。

又有一种人，受了别人的恩惠，却死不开口说"多谢"，宁愿用钱回敬你，也不愿意留有欠你人情的感觉，甚至觉得是应该的，是你欠了他，你应该孝敬他。这种人目中无人，霸气十足，自尊心过强，只能称王，永不服软，最终会失去真心的朋友。

有一种人紧握权威，永远不会称赞或认可他人，尤其是对后辈，甚至是自己的子女，死撑面子。

有一种人忍着剧痛，也不肯开口喊痛或求助，自尊心过强，容易压抑成疾。

有一种人天性多疑、猜度和阴险，从不坦白沟通，喜欢暗地里猜度、盘算和判断你，替你定型或定罪。可怕的是他们不露声色，甚至会对你很客气或微笑。可背地里已把他所想象和推论的细节杜撰好了，你只能是他认定的那样，毫无反驳或自辩的余地。这种人很难相处，令人委屈难受。

有一种人即使你积极地跟他说话，他也只给极简的回应，眼睛懒得看你，大部分时间无反应，心不在焉，可能生怕被看透，暴露了内心的想法和秘密，也可能表示对你或话题不感兴趣，或者正在关心其他人和事，也可能身体不舒服，反正令你感受不到他的真诚或热情，永远不在状态，暗示你最好提早终止对话还他孤独。可能确实是你打扰了他，你需要检讨。

有一种人宁愿被误会，也不肯把事情说清楚，不想解释那么多。可能因为表达能力不足，也可能只是觉得无须靠说清楚才能平息问题，相信清者自清，要是不信任他的话，再解释也没意义。男人较多是这种应开口不开口的态度，经常令女人抓狂，认定是他在隐瞒，对她不够真心，平白制造沟通死结。

还有这个经典例子：死不开口说"我爱你"，非要待对方已离去才后悔不已。

其实说出口有多难？

都是关卡，都是心病，注意这种不肯开口跟懂静默和守口德是两回事，它属于"偏执"的"死穴"，我将在本书第六章专题详述。

由于遇见太多类似的案例，我决心找专业芳疗师协助，共同研发专门治疗这种"死不开口症"的专业级芳疗油，名字叫"我行"，帮助他们打开表达和沟通的闭塞，清理相关的心结。口和咽喉是掌管释放和封闭的关卡，这两处顺畅通关了，心结会打开，体内瘀塞的症状也会减退。少一点固执，多一点宽容，人便自由了。

# 2

噢，原来我正在
说、问、想和做着这些

和自己相认是美事，但不止于美。要落实、做到，需要学习做自己的私家侦探、咨询师、治疗师和老师，都是扎实的功夫，马虎不得。

如何能做到？需要训练仔细地、细心地去**看**（认出）自己正在**说**（表达）、**问**（检阅）、**想**（思考）和**做**（行为）什么。

为何要训练这些？因为我们都比想象中粗心，有时把想象和重编的记忆、误会、推测或记错的信以为真，坚信自己是对的，看不见自己在现实里确实说过、问过、想过和做过什么——这些才是可靠的证据。你不如你所想的那样，别让固执制造盲点，害你一直无法跟真正的自己相认，不断制造分裂，产生混乱。

上一章详述了如何能从外表、肢体语言和说话习惯认出自己的真面目，这一章聚焦在我们犯最多毛病的"说话内容"上。人是靠说话和情绪表达自己的动物，从这两者入手，较容易找到、认出盲点的线索，看到自己哪里出了状况，把自己拉回来。我们还需要同步检视自己的思想和行为。

## 细看说话内容

我们都不太懂得说话，说过什么，造成了什么后果也不是很清楚，敏感度不足。

前一章提过要注意祸从口出。**我们每天制造太多语言垃圾，假装在对话，不过在独白。**

你知道你说过的话正确吗？说得恰当吗？讨人开心还是惹人反感？是否播下负能量种子？是否传送温暖、美和能量？是否自暴其丑？是否给别人添麻烦？是否挑衅或刻意攻击？是否欠公允？是否影响别人的声誉？真的有必要说出来吗？

人言可畏，你懂的。一句话可以影响深远，群起的愚痴回应甚至可以杀人。

说话留言前，请先问一句：**我开口的目的是什么？**

求发泄、抒发情绪？觉得无聊、空虚、寂寞，想吸引关注？

再问：**你打算为所说的话负责任，承担后果吗？**

接着问：**真的有必要说出来吗？**

"随口说说而已，犯不着太偏激、太认真好吗？我是好人，问心无愧，说的都是真话。我大大咧咧，童言无忌，我有言论的自由。"假如你会这样想，没问题啊！每个人想什么都可以，都自由，不过还是要问你："你打算为所说的话负责任，承担后果吗？"

**负责任，承担后果，是三岁小孩就需要学懂的道理。**他们早已知道需要面对受罚的威胁，不能想做什么便做，想说什么便说，做什么都有代价。年龄不是免死金牌，**人不能长大了便无赖！**

**你可以继续说，但你要负责任。**

**注意妄语**。佛教要人持妄语戒，是人基本的修为。妄语包括恶口、两舌、绮语、妄言。中伤攻击、揭人隐私、挑拨离间、说动听谎言、说假话、挑是非、挑争端、说得轻佻、不负责任、有心无心，都是祸。

**有些害，伤现在；有些害，伤将来**。不止于你我之间。

不当的话若已说出，那要不要修正？要。尽你所能修正，除了基本礼貌和修养，更为减少日后被他人借机挑事端，或被无知者误信内容，继续把妄念滚大的机会。假如你还是要自我辩护："我随性，不拘小节，乐得自在。倒是你应该学习放松，别偏激，做人太严谨没趣。"请认出引导你有这种歪理的那个声音，它原是你助长和养活的魔，为自己洗脱责任找借口。你已不自觉地变成小人和惹祸精。好吧，你说你的，不和你这种人做朋友便是。

随性很好，幽默有品，但修养更重要。有一种修养，是在说错话时收起嬉皮笑脸，闭上嘴巴，说声"对不起"。这是君子的品行。


## 你表达得出心中所想吗？


举两个有趣的个案。

有一位年长读者在脸书上看过我写的一篇讲清理家中杂物的

（《断舍离心法》）文章后，分享给朋友时写道："追看素黑的文章已经超过十年，或许有时别人会觉得她太偏激和走火入魔，但她那种'清空心灵'的'信仰'，确确实实地影响了我……"

我偶尔看到，笑坏了，好像第一次看到有人用"走火入魔"来形容我。留言告诉她，她慌忙道歉，说："噢！是我表达不够好，应该说有人会觉得太追求'断舍离精神'会走火入魔。"哗，意思差了几个天地啊。第一句和第二句之间是断桥，没驳上便放在一起，造成严重的语意误导。

另一位读者兼好朋友，她不擅辞令，话说得很多，我经常笑她像啰唆的大妈，她也自嘲连她妈妈也是这样批评她。某天她跟我分享我对她的影响时说："你批评人很毒，不认识你的人往往会对你生畏。"

毒？又一个不可思议的形容词。真是大开耳界。我怎样想也不明白我的毒在哪。我问她为何有这种想法时，她才惊醒用错了字，而且错得有点离谱，说："不不不，不是说你心肠歹毒，也不是说你在投毒，我其实是指你总是能说中要害，看人很准，是一针见血的意思。对不起，是我表达得不好。"

哗！意思天差地别啊。好在我不是靠素黑品牌从商的，不然被她以我的好朋友身份这么一说，旁人一听，我可以关门大吉了。笑死我，跟她闹着说："我对你向我做出的诽谤保留法律追究权利啊！"然后乐呵呵地煮了一顿丰富的美食和她一起享用，肯定是前世欠了她的。

好吧，我又毒，又走火入魔，真是个不赖的作家疗愈师。

我不感到奇怪，在看个案时，这种情况经常发生，而且频率超乎你的想象。很多客人像她们一样，可能是不擅辞令，或者思路经常混乱，可能同步在想其他事而重叠了感想，甚至因惯性而信口开河，说错话也懒得修正，渐渐纵容了自己，随心所欲地乱说，造成表达障碍问题。

当你评价别人时是否公平公正，准确到位？是否因为惯性随意评价而影响别人，甚至影响了自己的判断？当我们聆听别人时，是否也要小心不要照单全收，尤其是当他们惯于用图像思维，不擅辞令，表达能力较弱，说话时带着负面情绪时？误会、是非、攻击、否定和不信任，便是这样制造出来的。

**别散播负能量的种子。**

有些人无法表达心中所想，甚至总是不自控地说反话。最常见的例子多发生在和家人或伴侣之间，一开口便起冲突，心里明明在意对方，口里却句句顶撞，来回数遍后便是大吵一场，伤己及人。何苦呢？就是忍不住，改不了。

我们都有过这种不自控的心口不一，无法表达真正的想法和感受的时候，感觉不好受。

## 不想说或说不出口

还有另一种难以表达心中所想的现象，是不想说，或说不出口，宁愿选择沉默。

在分析心口不一，或选择沉默的原因前，需要了解说话和思想的紧密关系。

说话和思想原是一枚硬币的两面，两者的共通点是语言。说话是思想的翻译员，思想是自说自话的梦呓。思想有时有条理，有时凭空放飞，有时欠章理。它很少是纯语言，同时会掺杂其他感官如视频、声音、触感等，还有由情绪导生的感觉。语言较平面，很难立体地全方位形容多重感官的思想原貌，尤其是倾向于视频、听觉或触感主导的人，他们可能较擅长用非说话的方式来表达自己。

说话不能表达思想的原始样貌，或多或少经过加工或整理，在一般情况下需要寻找能帮助表达的用词才好说出口。我们都经历过找不到适当的言辞表达心中所想所感的焦躁感吧。待上了年纪，记忆力开始退化时，你会经历更多这种搜不到用词或相关记忆的无助时刻。

有时说话和思想能互相影响，假如你善于用说话包装思想的话，有机会反被说话改变思想的航道。这种现象常见于艺术创作者，譬如感性型的作家，或会被自己创作出来的文字带到崭新领域的创作维度。同样，擅长自欺欺人的说谎者，会被自己编造的可乱真的说话内容引导到下一回说话，一个大话掩盖下一个大话，滚雪球效应下连他自己也分不清内容孰真孰假。

有人能令思想和说话同步，吻合度高，通常是言、行、想较一致，经过训练的人较容易做到。有人表达得较慢，有人词不达意，有人在情绪影响下如吵架时难以心口一致，说的和想的刚好相反。有人会说漏了嘴（口误slip of the tongue），暴露表里不一的欲望或秘密。有人惯性放任，喜欢边想边说（说话不加思索think aloud），把所有想到的都不经修饰或过滤，同步说出来，不管是否是废话，也不理会听者的感受。

那些不擅长将思想和说话同步，同时不善于用说话表达的人，或者上面提及倾向于视频、听觉或触感主导的人，他们便是宁愿选择沉默寡言的人，即使明知有必要交代清楚也不想说，或者说不出口。也有可能是因为性格上的偏执（第六章会详述），选择孤僻，不想和别人打交道，这是复杂的心理现象。

不想说，也可能是因为正在或计划说谎，想隐瞒秘密。

说不出口，也可能是正受到负面情绪的影响，譬如在极度的痛苦和伤心时会麻木无言，无法用语言表达深层伤痛，会宁愿选择其他肢体语言来发泄，包括痛哭或捶胸顿足。

必须注意的是两性差异，这可能是选择或追求说，或不说的关键。

## 女人求多说，男人求静思

男性多不擅长或感到没必要靠说话交代感觉和事情，女性却是相反。男性多有表达感受或感觉困难症，难以找到适当的形容词说出感受。不是因为他们较麻木不仁，而是因为两性在沟通和表达上的生理结构、需要和期望都不一样。

女性早在子宫成长时分泌的雌激素，令大脑的语言中枢比男性更发达。女性大脑的胼胝体（corpus callosum）体积比男性大30%，能使左右脑互通，所以在语言表达时用脑能比较广泛。男性大脑负责听力及视觉感知和语言理解力的颞叶（temporal lobe）较女性薄，所以男性多沉默不回应，不会就无关痛痒的事情表达意见。

右脑管感情事，左脑管语言表达。男性左脑比较发达和多用，所以不擅长诉说或表达感情事，接收感受的能力也比女性差。男性脑边缘系统（limbic system）中产生、识别和调节情绪的杏仁核（amygdala），与大脑负责语言的区域联系较女性少，所以男性更难表达和分享自己的情绪，倾向隐藏心事；而女性却擅长和需要表达情绪和心事，加上女性大脑的额叶（frontal lobe）细胞密度比男性高，会有更多神经联结到负责情绪的脑边缘系统，所以女性的情绪和情感进化都较男性细腻、丰富、复杂和敏感，亦较擅长用语言表达出来。加上女性右脑比较发达，颞叶的细胞较多，所以女性较关心感受，擅长掌握别人感兴趣的交谈话题。

在受到压力时，女性产生愉快感觉的血清素分泌较男性少一半，所以表现得较压抑，渴望把烦心事全倾诉出来，要求把话说清楚，也是一种情感发泄。男性在受压时，脑部负责理解他人感受的区域活动会减少，停留在休歇期间，所以难以关注对方的不快，反而因为感到厌烦而渴求能独处静思的空间。

所以，男性除了在生理结构上较难表达复杂的感情外，也没有表达的需要和期望，以致倾向沉默，能不多说便不说，能不解释便尽量不解释。大概因为被女性投诉多了，在讲多错多的挫败阴影下产生了恐惧或焦虑，害怕说错话触碰到女性的神经。于是更难以女性能力和要求的标准满足她们想要的沟通方式。

假如你真心想了解一个人（包括你自己），除了观察他说过什么话，也要留意他"没有说"背后的原因，可避免主观立论，未审先判，破坏关系，错判了自己和别人。这些道理你或许都懂，可是纵然理解男女的确有差异，要拉近差异的距离，还是需要彼此修炼很多的包容与体谅。毕竟每个人的步伐和能力有别，当对方还未进步或进化到能配合你的合理期望时，你还是会受伤、难过和失望，情绪可能大受影响。但要提醒你，对方可能也一样！与其等待彼此能同步成长、沟通无障碍的一天，不如自己先成长，处理好自己的情绪。

## 你知道你在问什么吗？

近年在演讲或课堂上，我经常说的一句话是："**别问令你变得更蠢的问题**。"

前提是你已经蠢了，别再蠢下去。

别笑。多少情绪病，不过是由问错问题引起，不是真的发生过什么。自编自导才是你的悲剧，别埋怨是上天欺负你。

绝对不要小看经常在你脑袋中出没，控制你的思绪和决定的那些大大小小的问题。

有些人不懂发问，因为从小便被压抑了发问的机会，是老师和权威懦弱无能，视提问为对他们的挑战，即使容许你发问也不能过于尖锐，最好客客气气，问不到痛处便是得体，给你升学和名次。有些人有太多问题不敢问、不能问、不用问，退化到只求定案，不求质疑，导致不再懂得问到位的问题。这是一种霸权，也是一种怯懦。

但总有敢言敢问的人，他们的头脑大多比不敢发问的人清晰、灵敏，智商也较高，善辩能力也较强。但我要讨论的不是他们，而是那些不敢问、乱发问、没想好便提问、倾向愚蠢的脑袋。

学懂问问题很重要，能避免陷入混乱和糊涂，能分辨是客观的事实抑或是自编自导的剧目。问对的问题，学习查问和追问，能帮助我们重新检阅自己的想法是否合情合理，避免走错路。

有些问题你不会问，因为你早已有深信的定案。但请三思，有时明知有答案还要再问是有好处的，可以反复检阅自己的信念和定力是否毫无误差，到底自己是否真的确信自己是对的，是否还有不确定的疑点，希望借助重复提问动摇自己，找更有力的证据确认行动无悔。尤其是在决定比较重要的事情前，最好明知有答案也再三反问自己，谨慎为上。

有些问题问了能启发思维和创意，答案不重要，重要的是你打开了更多禁忌和压抑。你敢问，便会看到更大的天空。过程可以带给你混乱、质疑、压力和无助感，也会有更多的喜乐、希望、勇气和信念。人有梦想，便是敢去发问，发问才能超越。

我们要学习聪明地、细致地问问题和反问问题，从而检阅自己，避免混乱。

检阅的重点不在查看问题是否问得正确或好坏，而是看自己的立场、信念和原则是否容易崩溃、摇摆不定，对自己不清不楚，结果造成混乱的振频，影响自己和别人。

**有些问题你最好不要问。**假如你问了不该问、不宜问的问题，又欠缺智慧的指引，你便可能变蠢、执迷、混乱和迷失，尤其是由情感（emotions）出发和引导的问题。

举一些例子：

问不可能的结局，如"还能回到从前吗？"

问没有单一正确答案的问题，如"真的有因果吗？""上帝真的存在吗？"

问知道答案后会更消极、痛苦的问题，如"他为何这样对我？""为何错的是他，受苦的却是我？""为何恶人有好报、好人无好报？到底有没有天理？"

问令你变得更无退路、理亏或低智的问题，如"你到底有没有爱过我？""我有什么比不上她？"

问令你变得更负面、恶毒、没气量的问题，如"他为何不死全家？""我过得不好他怎可以过得好？""为何要我独自承受这一切的不幸？"

**那些问了不能令你更好过、更聪慧、更放松、能放下的问题，便是令你变得更蠢的问题**。蠢，是因为你本可以选择不去问，选择转移能量，积极处理困局和开解情绪，这才是对自己有利的方案，而不是纠缠在发问上，这不过是怨天尤人的另一种方式。有意思吗？

不是绝对不能问，不该问。人心是肉做的，人人皆有情绪和心结，问一下会令自己变蠢的问题无妨，一旦认真你便输了。更好的方法是问了便够了，不要纠缠，不要固执，以致苦了自己和听者。

## 用层递追问法揭开真相

**重要的不是你问了什么问题，而是你提问的目的是什么。**你需要什么答案才能做？你知道答案后会释怀，能继续向前行吗？你到底为什么需要答案？有了答案你会因而改变自己的原则或道德吗？问了能宣泄情绪吗？若提问后不会令你好过一点，这些提问便可能是蠢问题，只会令你变得更退步、更执着、放不下。你不是愚蠢便是自虐，何苦呢？

另一种愚蠢的问题，不是由情感出发和导引的，而是直接因为智商低、没能力想清楚常理，或者借胡乱发问来找个安全岛，逃避认真处理和解决问题的责任。

譬如问："为何我总是遇不上爱我的人？"

这是跟缘分相关的问题，问了不过是印证你的不幸，不是蠢是什么？

我们可以用**层递追问法**解开这个问题的结：

先问：你是努力过没结果才提出这晦气的问题吗？你有积极找过伴侣吗？若有，你曾如何找？哪里找？试过多少次？找过什么人？一夜情的？已婚的？出来玩的？

再问：是没遇上，还是遇上过相爱的但错过了？

再追问：说遇不上爱你的人，是指遇上的人都不爱你吗？抑或是他们没有用你想要的方式去爱你？也许是有爱你的人出现过，只是你选择看不见？还是没有爱，连结识和做朋友也谈不上？假如是，你便问错了问题。你应该问："为何我那么难结缘，找不到爱情？"那就不是有没有人爱你的问题，而是交友和沟通的疑难了。

终极问题："你值得被爱吗？你有被爱的条件吗？你够可爱吗？"

更尖锐的问题："你有什么吸引力，凭什么值得被爱？"

越问越心虚！原来可能不是没有人爱你，只是你没有准备好自己去被爱而已，问题不在别人身上。

揭开深层真相的问题来了：你是不是故意转移视线和责任才问这个问题，令自己看起来可怜一点，想争取同情？你真正的问题到底在哪里？

问错问题，令你活在伪装的安全岛里，继续拖拉和纠缠，逃避成长，不想真正面对现实，解决问题。

层递追问法同时是一种反问法，能帮助你发现内在的分裂和混乱，是否想漏了，想错了。

问错问题会误导自己，自制悲剧，走向执念和死路。**你的命运原本不是这样的，你才是因也是果。**

给你一个练习作业。请用层递追问法，解答以下这个问题错在哪里，问错后可能为你带来什么后果，令你变得更蠢：**为何我已努力过，总是不成功？**

## 问了被误导的问题

有一种错置的问题，不是自发而来，而是受别人影响误取过来的。

譬如她谈过三次恋爱，第一次谈恋爱时太年轻，后来不喜欢了便自然分手。第二次一开始便知道对方有女朋友，还要陷进去，纠缠了一年多大家都累了，只好分手。第三个有情绪病，优柔寡断，只听从母亲的话，事无大小都否定她，觉得她"有问题"，才向她提出分手。

她觉得多次恋爱都以失败告终，虽然原因都不一样，却因为最近的情伤被洗了脑，替自己判错症，问错了问题："我三十岁了，还是遇不上能嫁的人，真的都是我的问题吗？"

遇不上对的人无须问为什么，答案无非是：缘分未到或已完结。问错问题才是问题。

别因为被否定而否定自己，把原因归咎到自己身上，质疑都是自己的问题。应该反省恋爱史，检讨哪些问题是别人的，哪些是自己的。我们只能改变自己，不是别人。自己犯过的错，吸取教训，日后不再犯，态度已很明确。更应庆幸已跟不对的人分开，不再浪费感情和青春。

但她的死结是：渴求尽快结婚。所以，她应该改问这个对的问题才有建设性："我三十岁了，现在没有恋爱，我很想结婚，该怎么办？"

从为什么到该怎样办，这是进步的提问法，是步入解决问题的正途，而不是纠缠在知道答案也无助于解决问题的"为什么"上。

问对了问题，便可以用层递追问法逐步检阅，解决问题。

譬如她的"死穴"是"**渴求不遂**"。要解开这个心结，减轻压力，可先问渴求的原因，再问是否有能满足该原因的替代品，再看是否可修正这渴求，调教目标。

她渴求结婚原有三个原因：一是想离开父母有自己的家庭；二是想有人分担喜怒哀乐；三是觉得从小缺爱，想找个人宠自己，逗自己开心。

知道原因后，可以继续追问：以上三项必须靠结婚才能满足吗？其实不是。家庭可以单人建立，朋友可以分担心情，爱你宠你的人要等缘分遇上，遇上了便达到目标，但遇上了也可能因为条件所限而不一定能结婚。再说，能结婚的不一定能相爱。所以放下"必须结婚"的执念，可更从容、弹性地寻找和享受恋爱。

寻爱，要从恋爱经验中学懂改善自己的毛病，知道不能浪费时间期待不对的人为自己改变。其余的，交给缘分。

**很多心结，看清楚事实，修正目标后，自能解开。**

关于我们可能像她一样替自己判错症导致混乱的问题，将在第五章详述。

注：关于提问的其他分析，如何容易造成矛盾或负面情绪等内容，可参考我的另一本作品《爱在136.1》第二章"你混乱了"篇"乱问问题的结果"部分。

## 你到底在想什么？

我会说，问错问题的危害不及固执影响大。

先看一个案例。她三十五岁，找我求助时非常焦虑，坚决而认真地说："我查出一边卵巢生了瘤，医生说必须先做切片检验是良性还是恶性。我不想做手术，即使是恶性我也不想经历那些痛苦的疗程。"

那就是说，她宁愿死也不想就医？原因只是怕痛苦？

不，她最重视的不是生死、自己的健康，而是割了卵巢的话，她可能很难生育，用她的说法是"起码少了一半的排卵机会"。我再追问，她才透露在提案表格里隐瞒的病症：原来她已有子宫肌瘤，怪不得更紧张能不能生育的问题。

"我还未结婚生子，接受不了这个手术。"连死也不怕？"我一定要生孩子！"

真是固执。生育目标先于自身安危是绝对不理智的，混乱无比，害死自己。人有"五大死穴":贪、乱、懒、蠢、执,她已犯了三项。

她到底在想什么?追问吧,拆解她的思路:为何觉得必须生孩子才值得活下去?

她说:"因为女人没生过孩子是极大的缺陷和遗憾。"我问为何有这种想法,能解释吗?谁告诉她的?她无法回答,表示不知道,"总之就是"这样想,很想实现这"理想"。好吧,人各有志,暂且搁置追问这一点。我转问她更现实的问题。要生孩子,需要条件吧,必须先有伴侣,先结婚,甚至未婚怀孕都可以,那她的现状是什么?已有什么计划吗?

原来她根本没恋爱,什么男人都看不上眼。她语无伦次地说因为遇不上,因为疫症,自己有病,没有男人,大龄未嫁,想生孩子不遂。总之种种际遇令她变得失去人生动力,活着没趣,失眠厉害。

回到现实吧,连伴侣都没有,竟然偏执于害怕生不了孩子而连命都可以不要。这个女子,真是个人才。

说实在的吧:"你已三十五岁,还没找到伴侣,你有什么计划吗?打算如何找?试过找婚介吗?想过试管生育不要男人吗?"

都没想过。什么都没有,一味担心生孩子的事,不是很傻吗?不切实际啊。既然要生孩子,便得赶紧找个男人,不管喜欢不喜欢呀,愿意吗?她又不愿意。那去找专业婚介帮忙呀。她说去过一家,不喜欢他们的运作方式,放弃了。去网上找,看到的样板都是样貌不好的光头汉，她心灰意冷便放弃了。那有想过在外地找吗？不喜欢，不想。查询过的婚介不理想，再找更好的便是啊！她说不想付出太多钱。啊，不愿投资哪来收获？她无言。

不该做的决定做了，应该做的没做好，满脑子固执和不切实际的想法，把她困在死局里。她需要积极，懒不得，不能太挑剔。再固执下去只会变成失败的怨妇，瘤会越来越多，最终生育不成，婚嫁无望，还会因此赔了健康和生命，值得吗？

她应做什么？应该现实地策划争取结婚生子的机会，定一个可行的时间表，再设一个后备方案。假如四十岁前还没成功，便需要实行后备计划，重新修正自己的目标，即放弃必须生育的想法，投入令四十岁后活得充实的人生。同意吗？

高潮来了，层递式追问下终于诱出她潜藏的另一个"死穴"：懒。她说："问题在于我没有任何兴趣，每天重复上班下班生活无聊，生个孩子便有目标了。"

原来她想利用孩子来填满无聊感，靠孩子帮她活得有意义。多么不负责任的女人，怪不得没有孩子愿投胎到她的肚子里。是她懒得发掘生命的喜悦，寻找人生的意义。不愿意付出金钱求帮助，不屑跟外貌欠佳的男人结缘。没动力，没方向，不努力，人生目标定错位，视野封闭、古板，有了一便没有二，拒绝其他可能性，不求积极解决方案，结果加深了恐惧和焦虑症。

细致地追查自己的思路，看通自己到底在想什么，能帮你找到问题的核心，调教自己，重整人生计划，离解脱便不远矣。

## 总是先想到坏处

这种思想惯性，我称之为"否定症"。

看看自己是不是这种人：什么都先想到不好的、不行的、没用的。未试过亦不想试、不会试，先下定论说不喜欢、不需要、不适合。这些人的世界单一、喜好单一、生活单一、爱恨单一，除非刻意选择过简居禅修的生活，才可能感到安然自在。不然，看你眉间那些皱纹，闷闷不乐的苦脸，忧心一切，很难满足，总是先想到坏处，否定的语法和想法把自己塑造成活不好还怨命。

这是未老先衰症。多疑、保守、怕受害受骗，多出现在老人身上。但多少年轻人，也已变成早衰的老人？

他们通常跟"否定句"同步，口头禅是"不""不好""没用的"，很容易认出来。

有一位年轻客人，她有情绪病，我教了她很多自疗的方法，其中一项是服用富含OMEGA-3的深海鱼油丸，补充EPA。我仔细地指示她服用专门调整情绪的剂量，购买时要注意什么等。两天后她告诉我决定不试了。我问她原因，她说不喜欢保健品，觉得多吃蛋白质、正常吃饭便行。我问为何不喜欢，为何是蛋白质，有根据吗？她说没有根据，只是觉得最近蛋白质摄取量可能不足。我追问是否曾经吃过什么营养品，或者购买时遇到过不好的经历才抗拒，她说没有，只是因为"从来没试过"吃OMEGA-3，对它不是很了解，也从来没吃过其他保健品，维生素之类的也没有，应该不需要，没用的。我反问："你从来没做过的事有太多，你也没恋爱过，没做过爱，没结过婚，你也不会试，不需要，觉得没用吗？"她不好意思地笑了，知道自己又在犯否定的毛病。

我的天，她是个才圈出二十多个年轮的年轻生命。

总是想到坏处的人等于自断前路、自毁前程，人生原本可以有更多好的选择，看到更美的风景。多少人因为愚想或偏见，亲手毁掉大半生？

## 错误立论制造歪理？

让我们严肃一点，上一堂逻辑思想课，这是女性思维很欠缺的训练。

我们经常犯的一种思想谬误是错误立论，制造歪理，说服自己和别人相信或认同，为的是支持和捍卫自己的想法、意愿或欲望。

看一看下面这个推论例子：

凡是努力求改变都必然痛苦，人生在世最终为求快乐去痛苦，所以我放弃改善自己算是自爱。

错逻辑，错推论，摆明是歪论！首先，"努力求改变必然痛苦"并非客观事实。在努力求改变的过程中，痛苦只是个别经历，有人会获得喜悦和满足感。况且人一日未死，其行将经历的痛苦出现概率也没有绝对必然性。

再者，说"人生在世最终为求快乐去痛苦"，也是犯了同样的逻辑谬误。每个人的人生目标都不一样，有人求快乐去痛苦，有人求简单平静，有人为寻找挚爱，有人为奉献上帝或所关心的人。也有例子是求报仇、求公义等。"求快乐去痛苦"只是个别选择。

最后，所谓"放弃改善自己算是自爱"的推论甚牵强，是为方便成全自己决定"放弃"的意愿而创造了"自爱"的新定义，找一个自欺欺人的借口。"放弃改善自己"是一种中断思想或行动的选择，可以有很多原因，包括避免继续痛苦。但"避免继续痛苦"不是界定"自爱"的充分条件。构成"自爱"的合理条件是用"爱"的方式令自己的身心产生良好后果，甚至得到改善。"放弃改善"已含有放弃产生良好后果（善）的意思。按照例子的说法，无法完成"改善"（即努力求改变）虽然可以避免痛苦，但不一定带来爱，可以是感到无奈、麻木、失败，甚至愤怒，即使感到快乐，这种快乐也可以是自我麻醉或放纵的结果，跟"自爱"

是两码事。

有些人甚至会有这种歪念："他如果爱我的话，自然会为我变好。"或者，"世界会以自己调节来顺应人类的活动，所以人类不用刻意调教自己来令世界变好，即使浪费地球资源也没关系，地球自会调节自己，不用担心。"

依这说法，守在自私、封闭和以自我为中心的世界里，你的立论和道理便是一切的价值观和道德，不管其他人的死活。你说可不可怕？

你要反问自己，这种立论是否真的合情合理？若你没有足够的理性或智商检查自己的思维，请向有较高智慧和客观理性的人请教，别为了逃避问题而自制痴想，自圆其说，变成自作聪明的蠢人！

说到底，要知道和理解问题并不难，最难的是能看穿自己正在想什么，发现背后的盲点或心理，然后坦然地正视和调教。当心陷进或纠缠于语言（文字）或思想迷宫里，就会混淆视听，颠倒是非。


## 瞧，你在做什么？


你说什么、问什么和想什么，都是一个你。你做什么，却可以是另一个你。

分裂的人，总是做着心口不一、言行不一的事。是双面人，善变者，容易失人心。

看透自己的心，方知道自己的行为暴露了更真实的你。

**要认清一个人，不要听他说什么、写什么，要看他做什么。**看他做过什么，能摸清楚这个人的真心和真面目。当然这里是指拥有正确理解能力的人的正常判断力。

人总是觉得自己是个不错的人，甚至是大好人、是伟大的人。但在清醒者眼中和心里，你可能只是个善于伪装的演员。这种说法令你听后不高兴，感到屈辱吗？先别争辩，看看和反省，**也许你不如你所想那样。**

你是个自私、自恋、自虐、自大、自卑、自欺、嫉妒、贪婪、虚伪、纵欲、逃避、歹毒、记仇、暴力、无赖、无羞愧心的人吗？别先答"不"，即使常年认真修心的人，大概也不会爽快地否定，因为这些习性，不管你已自称修炼得有多深，还是狡猾地埋藏在幽暗的心迹底层里，每个凡人都不例外。

有一位信仰佛教的客人，自觉是个善良人，充满正义感，事实却是个严重的控制欲患者。她的丈夫曾患癌，死里逃生，她为他的病祈求过神明帮助，反正发过"只要他能好起来什么都愿意"的誓言。后来他好了，却贪欲出轨，她痛恨、不甘，萌起复仇之意，强迫丈夫发毒誓，假如他再找那个女人便会癌病复发而死。

丈夫发誓了，她才稍觉心安，可怨恨却未减。你不仁我不义，你不爱我便得死。所谓爱，修善，都是自欺欺人的假象。

有一位白领职员客人，她一直跟别人说自己在公司有多委屈，上司无能，同事卸责兼偷懒，她忍气吞声默默工作，帮同事背黑锅，道尽职场委屈的受害者心声，每每在社交平台上写心酸史都赢得不少点赞和支持，大家听了她的片面诉苦后群起护航。细问下，她承认在公司做过很多小动作，挑起事端，设陷阱整人下台，破坏同事和客户之间的合作等不光彩恶行，从没间断过。受害者是她，加害者也是她。双面人多可怕。她来找我做个案，本想挽回男朋友的心。男朋友受不了她表面哭着装委屈，暗地里不断恶意骚扰他的女同事，怀疑他们有染，却并非事实。男朋友决心提出分手。

另一个客人是我以前做亲子辅导时的家长，外表高雅，温文有礼，是有钱人家。她经常说自己做慈善，捐过多少钱、帮过多少人。其他家长都很拥戴她，欣赏她的修养。我很扫兴，我擅长看人背后的真面目，发现她在角落里跟家佣的对话满口恶言，极其侮辱和歧视，败露了她的本相。身边没有其他家长时，她会收起美丽宽容的脸，在我面前尽数司机的懒惰、家佣的贪婪、老公和儿子不听话，跟名媛抢限量版皮草，埋怨过着表面风光的非人生活。看她手上那些浮夸的钻饰，我感到她极可悲。再从我认识的慈善组织干事那里得知，她多次对外宣布的捐款金额最终多不兑现，在多个慈善机构挂头衔，实质上却没出过一分力，只出席会拍照和登报的活动。人前优雅是菩萨，人后丑陋耍流氓。

多少人表面环保，实际浪费不节制？多少人包庇自己，苛求别人？多少人小气嫉妒，发现经他介绍的朋友竟绕过他私下约会，并变成深交后心生怨恨和嫉妒，开始割席或摆嘴脸？

又有多少人说谎成性不自觉，却埋怨伴侣不体谅，总是对他不信任？

多少人拖拉、欠债、迟到、奢侈、爽约、不交租、关手机，被追讨便逃跑、失踪，不上班，不上课，把烂摊子留给别人，甚至自己偷偷去旅行，对不知情的异地新朋友编一个谎话掩盖罪行，表现得楚楚可怜，惹人同情，成功骗取对方提供的食住、金钱协助和宠爱？

还有其他在上一章讨论过的行为，如说教控、骚扰别人、攻击他人、口是心非等。

你做过什么出格的事吗？你有羞愧心吗？人在做，天在看。

人到底有多少张面孔？

性格决定命运你都懂，可你还在不断发问："为何我无法突破？为何人家比我做得好？"答案要具体、诚实地看清楚自己到底做过什么，不屑做什么，懒得去做什么，不敢做什么，羞于做什么。要么继续，要么改变，由你选择和决定。

你愿意重新整合那些分裂的嘴脸，和自己重新相认吗？

74

## 瞧，你不肯、不敢、不屑和不愿做什么？

上面谈过，在细看一个人正在说什么的同时，也可以看他为何不想说，或说不出口。同样，看一个人在做什么时，也可以同时看他没有做什么。

有些人像上一章谈说话习惯时那个"不肯开口"的例子一样，有些话死也不肯说，尤其是跟自己的面子、弱点、意愿、利益或欲望相抵触时，譬如因为面子，不肯当面说"对不起"或"多谢"，又譬如欠债不还，即使可能已有钱了，这是因为贪或自私，反映他不堪的人格。有些人不敢做亲昵的动作，哪怕是面对很喜欢的人，也不想暴露自己的感情，譬如在伴侣的要求下还是不肯拥抱或牵手，害怕暴露自己的感情弱点，或者因为不屑为他做，心里根本没有他！

有人永远不愿做善事、对自己没任何好处的事，这些人自私自利，眼里只有自己。

有些人非常吝啬，不肯为别人多花一分钱或多出一分力，从不花心思送礼物，吃饭各付各的永不请客，亲人或好友有需要时也借故消失不施予帮助。这些人满怀算计，通常却乐于占便宜，讨好处。

看一个人是否真心爱你，可以从他平时对你做或没做什么看通透，譬如有没有在意照顾你？是否愿意大方付不算什么的小费用？去旅行时会不会只顾看和玩自己想看想玩的，把订票、订房、查询交通、兑换外币等琐事都留给你？一起生活时会不会主动分担家务？是否会孝顺你的父母和关心你的家人？你生病时他会不会主动来照顾你，提出陪你看医生？和你在一起时是否只顾和其他异性发信息？他是否永远把朋友放在第一位，把你放到最后不理你？是否小事不上心，大事不关心，应做的不做，不应做的做了？看他做过什么，没有做什么，你便知这个人是否爱你，应去应留，趁早决定。

有一种人特别奴性，盲目依从，不敢或不愿做应该自主做的事。他们墨守成规，紧随制度，害怕做决定，胆怯怕出错，对偏离正轨或预设的事情会彷徨无助，马上求救，不会自行想解决方案，做任何事只会按部就班，跟着常规、权威、命令去做才感到安全。对指示或指挥毫不质疑，不敢反叛，不肯尝试新方法，对既定程序不会自行调教或改动。在学习上他们对知识和真相不求甚解，只求标准答案。在治疗上只关心多少分量、每日做多少次、不能多于多少次、哪个牌子、何处购买等。工作上只按本子办事，不懂变通，无法应对任何临时变化，往往因为阵脚大乱、没有后备方案而使事情变得糟糕。遇上问题时也从不反省或思考，不想自己解决，只会马上询问老师，要求答案，因此经常打扰老师或朋友替他们解困。

这种人没有特别喜欢做的事，只想走不犯错的路。他们容易迷信权贵，凡事盲从即可，从不发掘其他可能性，或自行搜索不同的信息，极度依赖权威的分析和判断。你做什么，他们照做；你不许他们做的，他们打死也不越轨。他们甘愿只跟随及信任单一的老师、医生、伴侣和朋友，即使受压迫受骗也不敢离开或反抗，甘于受制、隐忍、被利用、被剥削、牺牲和压抑，奴性心重，不敢发声争取权益，宁愿放弃独立，做被动的弱者，不想背负自主人生的重担。因为放弃独立，所以经常需要有人陪伴，替他们做主，决定一切。这种人的深层软肋是害怕长大，渴求永远像孩子一样被牵着手走，不用烦恼，却往往自食其果，更容易陷入无知和无助，一生彷徨无措，要付出的代价其实远比学习独立大。

总括而言，人不肯、不敢、不屑和不愿做应做的事，通常是因为软弱、害怕承担、怕被看穿，或者怕做后有人会不高兴、不敢面对失败、不想丢面子、天性自私、奴性依从，等等。

另外，人有"五大死穴"：贪、乱、懒、蠢、执，也可能因为这"五大死穴"而失去行动力，选择不去做应做的事。关于"五大死穴"的探讨，我会在第六章详述。

# 3

身体状态是
看通自己的密探

身体是最诚实的镜子，会直接或间接反映你的生理和心理状态。

个案看多了，不难看到哪个个案将会得到改善，哪个将原地踏步难得救。

怎么分辨？看客人是否愿意正视最实在的问题：身体。

我做个案重视全面、整合的生命管理，不会只处理某个你以为的片面问题，或你指定的那个困局。我希望让你重新看自己的人生，看你做过什么才令身体和情绪走到今天的模样，然后找出能扭转现状的关键方法。其中最重要的一步，是调教身体。

什么才是最真实的？是你以为的困扰的事？是在伤害你、干扰你的人？还是在自我分析和判断下的那个不堪的自己？抑或是那些你死守的坏记忆？

都是。所以你努力找方法令它们消失。但你忽略了一个重点：它们不可能抽离你的身体和生活习惯而生存。

原地踏步的客人都抗拒两点：一是改变；二是身体。当我细问他们身体状况时，他们的目光会变暗，面部肌肉拉紧，上半身微后仰，这些都是逃避的肢体语言，因为触碰到原来他们最想逃避的要害：面对真实的自己。

身体才是最真实的，不是"问题"。

身体和心是互相联结的。我们一直以为要处理心理、心灵的问题都要先学懂看"心"，但心难看，也难猜。反而先从较具体的身体出发，留意身体发出的信号，才是探进心里较容易的入口。

失眠、便秘、心悸、子宫肌瘤、乳腺增生、肠胃病、暴食、臭脾气、焦虑不安等症状都是提醒你"出事了"的信号，你决心正视和处理的话，能改善起码一半你以为的心病或不幸事。

已有子宫肌瘤或严重痛经的你还狂饮冰奶茶，你真的以为跟你那段错爱缘，或者老是觉得自己不被接纳无关吗？长期胃胀气的你，原来跟你难以接受自己选错伴侣或入错行息息相关，你却一直自欺欺人和矢口否认。

别轻视身体被你长期编制的坏程序，重整人生是拆解和重编它们。请强壮子宫，改善便秘，重组生活作息，为顽固的程序解锁。解开了，看到、想到、感到和相信的马上大不同。

你可能自觉精明，但你对自己身体的感知力最笨拙，轻视了身体反应是最直接和可靠的指标，不知道那是来提醒你健康出状况了，会直接影响你的情绪甚至智商。你却一直深信问题都在外边。

假如你看不通自己，请先关注自己的身体状态，看它给你的明示／暗示，告诉你真正的你已经变成怎样，提醒你赶紧正视和处理。

身体状态原是能看通自己的密探。你必须打好的基本功之一是**赶快启动已麻木的身体，先从培育身体的觉知开始**。

请反思自己平时经常重复出现的情况：赶时间、精神紧张、杞人忧天、不肯下班、酗酒、抽烟、暴食、过度上网等。这些生活习惯会直接令身心出现疲态和毛病。

再细看自己的生理状态：皮肤很痒，不管你怎样抓也不能减轻症状，还会出现红斑，甚至有关节痛，那是免疫系统的过敏反应。你经常伤风感冒、咽喉痛吗？你长期在压力状态下，令压力荷尔蒙水平处于高水平吗？这会损害心脏、肠胃等器官吗？你还有便秘、胃痛、心悸、掉头发、动辄流泪、心烦气躁，容易被激怒，甚至会在公众场合，如公交车、地铁、街市、商场、出租车站骂人、失礼和失控吗？

以下是常见的几种身体状态，一旦出现便是警示信号，提醒你需要马上停下来，看清楚哪里出现了问题，找出负面情绪的源头。

## 疲累

疲累是负面情绪的元凶。大部分负面情绪的爆发，都是因为你累了，能量下滑，没有休息够而产生的恶果。

譬如乱发脾气的人，十之八九都是睡眠不足。休息不够会引发肝火盛、心野和暴躁。

那你要做什么？马上停下来，休息啊！

我在前作《爱自己是一辈子的修行》里，详谈过我们不懂得休息的毛病，需要管理能量循环的节奏。重点如下：

我们感到心力交瘁，是因为流失了精力，不懂得保存能量。这就是说，我们没有适当地休息。即使是以为已睡够的人，醒来后还是觉得累，像没睡过一样。这是因为搞错了休息的方法。

人的身心功能是依据一个"超昼夜节奏"（ultradian rhythm）运作的，这是一个能量循环的节奏，在特定的循环时间里，让身体自然从高能量状态调到低能量状态，然后再由低调至高，这是一个周期，而这一周期需90—120分钟。也可以这样说，我们能保持高能量状态是有时限的，90—120分钟，其后便会下调，感到疲倦，需要稍微休息，譬如起身走动，喝杯饮料，舒展筋骨，才能恢复体力和注意力。

若我们过分损耗精力，连续工作超过两小时而不作小休，便会虚耗体力，降低工作效率，会影响情绪，导致发脾气，或者感觉麻木，忘记适时吃喝、大小便，对自己和别人的耐心也会大大减退。

情绪坏、脾气臭的人，通常不是工作狂便是患有失眠。这些人忘记定时饮食，紧张状态导致消化不良，肠胃等脏器器官在压力下难以顺畅蠕动，因此通常也有便秘问题，还有胃病、腹胀、肚痛、腹泻、皱眉、脸色难看等病症，都是长期在压力下，不懂得放松和休息的恶果。

## 自疗方法

疲累分三种，先找出自己疲累的原因，才能对症下药：

（1）假如是**耗了体力的累**，可以靠睡眠补充；

（2）假如是**耗了心神的累**，需要转移注意力投入做令你满足的事来调教，最宜投入兴趣或多走动的事，如运动、玩乐等；

（3）假如是**欠缺动力的累**，你便需要寻找人生寄托，做有意义的事，提升心灵富足感，重建生趣。


若你是惯性工作狂，或者早已对疲累的感觉麻木的话，不妨放一个小闹钟在桌前，或者通过手机的闹钟功能，每隔一小时或最多两小时便闹醒自己一次，当即起身走动，做5分钟简单的伸展或蹦跳运动，做些轻松的傻事，如对自己笑一下、陪宠物玩一会儿，才回到工作岗位，效率和质量将会大大提升，感到心境正面良好，不再容易闹脾气，人际关系也会改善。

还可以做以下简单奏效的养心练习：

### （1）静态深呼吸

这是调教能量，替身体换气和加速气血循环的好方法。

做法：坐下，双手放松放在大腿上，掌心可以向上但不是必须这样做，摆出自己感到舒服的姿势。然后慢慢深吸气，注意别提升胸骨和肩膀，尽量把吸入的气带到丹田（下腹），无法用意念做到也不要紧，放松才是重点，避免焦虑。注意丹田的起伏是否平均、稳定，不要太用力。呼气时放松，太累的话可以用口呼出，也可以用鼻子呼出。前者能排走令你紧张和产生压力的浊气，后者能存养正气。持续呼吸，静养3—5分钟。

**（2）闭目或内敛眼神**

这是养神、补充能量的快速方法。

做法：闭起双目，或者内敛眼神，眼睛望向45度前方的地上，眼神投向丹田位置，自我暗示："谢谢身体替我劳累了，我要让身体休息，好好答谢她。"

**（3）手抱下腹（子宫）**

这是我必然教所有客人做的重整能量练习，位置是子宫（女）或丹田（男），即下腹，这是人最重要的能量储存库。子宫是生命的孕育地，男女都是在这里得到了生命的第一口气。是故，这个位置是养气和得到保护的庇荫场，得到每个人都需要的"母性的爱"。这地方一旦失守或变得病弱，人的情绪、精力、动力、定力、希望和信念都会失衡。

当你感到疲累，欠缺动力，情绪下滑或失去安全感时，都可做下面这个简单、温柔和有力量的动作，重新聚气，凝神，放慢，修补流失的能量，重建力量、信心和自我认同感，像进补一样，达到放慢、休养、守护和提升生命能量的效果。

做法：双手互叠，用左手的掌心（劳宫穴）贴在子宫或丹田的位置，注意手肘要放松、下垂，不要提高或紧张。然后闭目养神，放慢呼吸，感应掌心输出一股呵护的能量，直接传到子宫或下腹，和她好好沟通，心存感恩，谢谢她一直守护着你。

## 睡眠失调

找我做个案的客人，十之八九都表示有"失眠"问题。失眠是通用词，但正确的说法应是睡眠失调。这是指睡不好、睡不够、难入睡、容易醒或多梦等和睡眠相关的失调问题。

导致睡眠失调的原因太多，也相当复杂。日本大学精神医学系的内山真教授在《今夜不再失眠》一书里提到，导致失眠的原因有很多：包括因为服用药物后导致无法入睡，或者因精神疾病，如抑郁症、神经衰弱、老年痴呆等引发的失眠，也有精神压力导致的失眠，以及因为睡眠呼吸暂停综合征导致夜间多醒及浅睡，还有身体不由自主抽动的肢体运动障碍，等等，都会影响睡眠。

一般西方心理学或医学领域公认的失眠种类是这样划分的：①无法入睡；②能入睡但没有办法保持睡眠状态。

或者是以失眠的持续时间来划分：①暂时失眠，持续1—3个晚上；②短时失眠，持续4个晚上到3个星期；③慢性失眠，持续时间超过3个星期。

也有根据失眠的原因分为以下5类：①心理问题；②生理疾病；③生活方式；④不良的睡眠习惯；⑤原发性失眠症（与遗传因素有关）。

我从临床疗愈经验里，把"为何会睡不好"总结为以下12个原因：

**（1）完美主义（性格上）**

多是从事创作的人，包括艺人、媒体人、广告人、艺术家等，也有自以为是、要求自己和别人完美的一族。

**（2）敏感、自卑、不忿、抑郁（性格上）**

譬如特别在意别人，对社会发生的事情过度敏感，或者常常负面判断自己，过于自卑，又或者被伤害或忽视而抑郁，被抨击后不甘、不忿等。

**（3）好胜、贪心（性格上）**

譬如你拥有太多，所以更怕失去，像金钱、恋情、权力等，越位高权重和有钱，越难心安睡得好。

**（4）走不出困局、放不下（事态上）**

譬如遇上失恋、灾难或创伤，感到悲伤、绝望，久久放不下，不断问为什么。

**（5）长期处于高压状态（工作上）**

譬如从事金融业、投资业，形成长期紧张和忧心的状态。

（6）**恐惧、担忧或焦虑（心理上）**

譬如答不出到底在害怕什么，也可能想得太多、思绪过多，害怕失去或得不到，还有怕黑、怕鬼、怕病、怕死等。

（7）**猜忌、恶毒、心术不正（人格上）**

譬如生性猜疑，妒忌别人比你强。心肠歹毒的人很多也会睡不着，想着如何加害别人，因此也会怕鬼或怕被雷劈。

（8）**出现药物或疾病反应（生理上）**

譬如遗传性的失眠，也有患有惊恐、焦虑、抑郁症、癌症、炎症等病症。

（9）**欠缺管理（生活习惯上）**

譬如放纵烟酒，晚间多应酬，睡前做妨碍入睡的事情，是手机控，临睡前饮食等。

（10）**生理时钟被干扰**

譬如因出游或时差，打乱了平常的睡眠时间。

（11）**受环境干扰**

譬如睡觉的地方附近有辐射、机器，如有电梯发出的声频或噪声；或者在陌生的地方，如住旅馆感到不安全；又或者被异常的气味或光干扰等。

（12）**正处于非常时期**

譬如遇上意外、疫症、社会运动或天灾人祸，心里严重不安、恐惧和忧虑。

要找出自己睡眠失调的原因，才可对症下药。不同原因有不同的自疗方法。

因为性格、人格或心理为由导致睡眠失调的话，需要较长的调教时间。你知道，要调教性格和人格，需要修身养性。逃避自己的"死穴"、死性不改的人，难治病。

由心理问题导致睡眠失调，还是需要找出背后那个心结或心魔，好好处理，才能睡得好、睡得稳。举一个案例：

她和一般人以为的失眠情况有点不同，别人是想睡但睡不着，她却是害怕睡觉，患上恐睡症。追踪她的个案细节时，我发现她的根本问题不是因为刚失恋放不下伤痛，也不在入睡的本身。原来她是故意不让自己睡，在床上乱想两三个小时，想到累透才肯入睡。"我害怕一旦入睡了会发生不好的事。"

我问她会有什么不好的事？她想了半天也没想到曾出现过什么令她害怕见到、听到或遇到的事。她表示唯一最担忧害怕的是"不被别人认同"。我追问她有什么人曾拒绝或否定过你吗？也没有，只是妈妈常啰唆她，压抑她，管她太多。她埋怨："她就是不想让我长大！"

我像侦探一样，逐步层递追问后，她开始醒悟了。原来真相正相反，是她不想让自己长大，才停留在小孩常抱存的恐惧心态。小孩没有自立能力，时刻期望被关注，害怕被离弃。这是孩童或年幼哺乳类动物对被离弃后生死攸关的本能性恐慌。她跟我面谈，初时低着头，不敢正视我。这种害怕并非由自卑造成，更多的是不敢和不愿接受必须成长的现实，怕在我面前躲无可躲。

多少人像她，以埋怨父母不让自己长大为借口而没成长过？你只是懦弱，欠缺动力和勇气去犯错，怕跌伤，怕犯错后被否定。**可犯错原是成长的道场，失败过后便是坚强和长进，才能成为你自己，无须乞求谁的认同了。**

人终归还是要长大的，拖不得也避不来。我教她的其中一个疗愈怕入睡的方案，是让她用提升自信和勇气的"我行"芳疗油，还教她逐步建立自我价值的品与行，重新肯定自己。

当你认同自己后，恐惧会自然消失，自然无惧入睡。

你可用前一章教过的侦探式层递追问法，帮自己逐步找出睡眠失调的心理原因，然后有针对性地处理。心理问题解决了，加上做好睡眠前的"准备功"，学习处理和调教入睡前后的各种内在和外在问题，便能调好睡眠。

看个案时，我会按个别情况量身定制助眠方法。方法有很多，未能尽录，以下列举其中一些基本方法供参考。

## 自疗方法

### 睡前准备

（1）身体准备：

注意饮食，建议睡前三小时不吃不喝，减轻消化时间和夜间尿急频率。预先让脑袋"收工"，不玩手机，不开会，不聊电话，不讨论严肃话题。做轻度拉筋运动。

（2）环境准备：

卧室要零光源，不受潮，冷气或风扇不直接吹头部，头的位置要远离电源、wifi、大厦电梯，头顶不要有横梁。

（3）睡前仪式：

用热水泡脚，可配合精油和治疗音叉，敲"静听爱"铜磬静心1—3分钟，让定心振频替身心调频。

（4）情绪准备：

用助眠和深层放松的"好好睡"芳疗油，做促进"心肾相交"的按摩（即用掌心搓脚底涌泉穴）。可播放不带歌词的轻音乐。

## 假如睡不着

（1）起床，离开睡房，用脚尖碰地、脚跟离地的方式跳几下，把堵在脑袋内过多的杂乱能量往下移。气换了，呼吸不一样，全身肌肉也放松。这是替自己换气的方法，有利于入睡。

（2）若是因为紧张而无法入眠，可起床，敲铜磬静心，注意轻呼吸。把注意力集中在磬声上，让它带领你离开头脑，把自己交给稳定和疗愈的声音振频。

（3）不妨看一会儿电视，随意按遥控键，不追剧便可。这也是休息，没有损耗你的精力，可分散你的过度紧张，或介意因睡不着带来的不安或焦虑感。

（4）切忌一直看时间，以免添加焦虑感。做完以上三项后，重新开始睡，可回到床上，可在沙发上，舒服便可，聆听身体的意愿。

（5）身体扫描：大字形躺在床上，正念观看身体，给身体一次大扫描。手脚张开，观呼吸，观身体哪个部位在跟你说话，或者你想跟身体哪个部位说话，好好专注在那个部位上。

## 噩梦惊醒后

（1）起来，坐在床上或床边，把让你不安、害怕的影像记忆向地下用力吐出来（不要往床上吐）。

（2）向上下左右方向高速滚动眼球，做一分钟，然后吐气，进一步清理多余的情绪垃圾或隐忧。

（3）假如梦醒时有心悸、心跳快或心感虚慌，可按内关穴，即手腕下方三根手指位置的中间点，还有手掌中心的劳宫穴，慢按，慢放。这两个穴位白天可多按，可治疗神志与心病，尤其是解除失眠、抑郁、心烦、神经衰弱等困扰。

（4）假如梦醒时冒汗，马上用毛巾擦干，再用"好好睡"芳疗油按摩胃部和腹部，深吸香气，然后涂在掌心，再搓热脚底涌泉穴。

**治疗睡眠失调的关键不是方法，而是心态。**无法入睡的关键是我们对失眠抱持了敌对或抗拒的心态，觉得必须找办法打败它，驱赶它，视它为大敌。其实我们可以换另一种方式处理失眠。

希望疾病、痛苦、烦恼离开自己，最好的方法是首先接受它们，甚至欢迎它们的存在，因为它们既然是出自你自己，也就是属于你的一部分。

失眠不是敌人，我们可以学习和失眠相处好，做朋友。

注：以上提及的各种疗愈工具详情，可查看本书的"我的看个案日常"。

## 便秘与腹胀

"你便秘吗？"这是我做个案时必问的问题，也是听过最多不可思议答案的问题。

假如我问你是否便秘，你要马上回答，不能想，你的答案是什么？

相信起码一半有便秘问题的人都会爽快地答"没有"。我的临床经验是，大量客人会不假思索地回答"没有"，但细问下，事实居然是起码两三天才大便一次，可能还是因为吃的茶餐厅不洁或过油的食物才能成功"办大事"。你说讽刺不？

还有客人会想很久，留意到他们回答前，大多是眼睛望向他们的左上方（即我的右方），即是在想象，不是在真的回忆［请重温第一章提及 NLP（神经程序语言学）的眼球方向看内心部分］，因为真的记不起哪天有，多少天没有，只好做回忆状，其实是在虚构答案。即使是在虚构答案，他们大都选择回答"没有"。

更有客人七天才大便一次，还若无其事地说已"习惯"了。还有不少是用尽地球上有的一切通便方法，也解决不了长期便秘的问题，摆出终日愁眉、随时发怒不好惹的脸色，你很清楚激怒了他你不会有好日子过。更有个案是便秘型肠道易激综合征或大肠无力征患者，来见我时已割掉三分之一条大肠。不过奇怪的是，这些便秘症患者，大多没有在填写提案表格时表示有便秘。难以理解为何他们会不觉得自己有大便问题，显然大便在他们眼中根本不算是个角色。

你知道严重的便秘能导致大肠失效需要切除，搞不好会导致要命的肠癌吗？

大便不通的人，通常都显露在印堂即两眉之间，面色不宽容，郁郁寡欢，令人怕得罪他，惹他不高兴。他们人际关系大多不好，容易发脾气，因为肠塞住了，想爆发，不能从下面出来，便只能往上面出气！

紧张、压力、忙碌、奔波、悲伤等都会影响排泄功能。要通便，需要从疏解情绪、调教饮食和做运动入手。靠放松自己来通便较困难，心结未解开，很难松弛。对不爱运动的懒人而言也难靠运动通便，剩下较容易改变的便是饮食习惯了，连这个也不愿意去做的话，请自行找上天预约天堂或地狱应诊好了。

情绪导致肠胃病，反过来说，肠胃病导致情绪病也是对的，两者本是双生儿，有时很难界定先后因果。最常见的例子是便秘的人脾气大，倔强兼固执。对，别忘了下腹堵塞，也难逃口臭啊！

理想的排便准则是什么？每天最少排便一次，少于一次就属"便秘"，最好是一天两次，别管哪个权威医生说过两三天排一次也算正常。大便是多余的废物，排便是身体排毒的自然功能，积在体内的残余食物，逾半天会变成垃圾和毒素。像你要天天清理垃圾桶一样，几天清一次垃圾，臭味已让你受不了。肠道脏器也一样，要天天清理。三天才洗澡一次只是脏，七天就是臭，但不是病，不会死。可隔天大便是塞，再多天便是毒，是病，会死的。别反驳我"人终归会死"。

多数客人对便秘的认知和认同度较低，但当我改口问："你有大肚腩、胃气、腹胀问题吗？"十之八九都答"有"。然后我再做侦探，发现自称大肚腩的人，多半都是假肥胖，其实是胀气问题。通常饭后出现胃或/和腹胀，胀着胀着便腹痛，会便秘，坐立不安，以为"又胖了"，然后脾气又爆发了。

胀气问题，表面上是消化不良症，跟饮食有关，多由不良饮食习惯引起，如贪食、暴食，吃或喝了不合乎自己体质的食物，进食不定时或太晚进食等。可我处理过的个案，或多或少跟性格、心理因素如负面思绪或长期心结等相关，跟吃未必有直接关系。

举一些案例：

## 案例一：便秘源于"否定"

她总觉得自己一生都在做错误的选择，包括学业、工作和伴侣，一事无成，被父母瞧不起，自觉像垃圾。更重要的是她常年几天才大便一次，她却说习惯了，不觉得有便秘。我按了她的腹部，里面充塞着气，她却麻木地说没有不舒服。仔细调查她的饮食习惯，还算健康。她一直都是带着笑跟我谈话，可当她谈及家人和否定自己时，不自觉眼泛泪光，我知道问题在哪里了。原来是因为积压过多"否定"和"被否定"，导致散漫、悲观和怨命。**"否定"原是很多肠胃病的深层原因**，满肚子充塞着垃圾，找不到排放的出口。

教她从早上第一杯饮料开始重组身体，用"收放"芳疗油解开被否定的心锁，由胃至腹排气按摩，午饭后1—2小时泡古树普洱茶养气定心，帮助提升澄明头脑和稳定情绪，以双重力度帮助排便。再教她重整财务，逐步实现理想。人清晰不乱，才有自信和能力承担选择的因果。

## 案例二："胀气源于"不接受""

她快四十岁了，郁结半生，未能接受家庭、际遇和社会现状。埋怨父母的种种不是，嫌弃自己的出身背景，抗拒伴侣，郁郁不欢。调查后发现她满身症状：口臭、便秘、胃胀、胸闷、腹胀等。表面上是肠胃病，内里却是深层的"不接受"病源。

**当你不知道原来鼓了一肚子气的深层原因是"放不下"，不接受不如人意的过去时，你会不自觉地把怨气、晦气和凝聚不散的闷气积聚体内，转化为肠胃病。**你需要释放已积聚的邪气，才能松开、宽容、解放，重新面对和接受过去和现在，走出困局。

教她用"收放"芳疗油打圈涂在胃部，慢慢推至腹部，再打圈揉，推开，然后深吸气，长吐气，幻想把一股浊气吹出来。她马上感到顶住的气在鼓动，很快便放屁，胃松开，由胃到下腹的气脉便疏通了，明确地感到中脉的通道重新打开了。然后让她把掌心分别放在胃和腹（手抱子宫法），感谢帮自己清理长年的压抑。别小看这句"多谢"，它可是植入潜意识，清理你的旧感受和遗憾的药，令你重新接受自己和世界。

"收放"是帮助化解郁结的芳疗油，处理因情绪导致的气郁和胃肠不适问题，深层地调整积压良久的心结和未被接受的憾事或秘密。曾有一位客人以为早已忘掉一段十多年前的情伤，常年患有腹胀问题，用了一次油后，当晚竟梦到十多年没能释怀的旧爱，在梦里旧爱跟她说"对不起"。她醒来后大哭，但释怀了，接受和原谅了这段旧账，得到解脱。当然，原本吃滞了的肚子也豁然松开了。

## 自疗方法

先检查生活习惯，而非先讨处理方法，因为不同的习惯会导致不同情况的便秘症状。

注意，有些人吃什么都不会影响肠胃，不代表那些食物没有问题。我从不让客人戒吃什么，因为总有人是吃什么后身体都好像没有表面不良反应的，同样，有人吃什么都会过敏，带着恐惧生活。我会让大家亲自尝试，做自己的侦探，记录吃后的反应，便清楚自己适合吃什么、避免吃什么，处理便秘或胀气的问题。你才是自己最贴身的治疗师。

（1）高纤食物

假如你是欠纤维而便秘，可补充高纤食物，如连皮番薯、奇异果、香蕉等，较容易产生排便感。患有糖尿病便不宜吃含糖量高的高纤食物。广东菜心的排便功能比其他蔬菜好，可多选吃。用农药的蔬菜含毒素，会增加肝和肠的排毒负荷。

（2）空腹激活排便

早上可借空腹来激活排便，如喝适温苹果醋加蜂蜜水、黑糖蜜（或称"赤糖糊"，blackstrap molasses，进口超市或健康食品店有售），或者西梅汁。平时没喝咖啡习惯的人，便秘期可试空腹喝一杯黑咖啡（不放糖或奶），假如怕心脏不适的话，可以喝古树普洱熟茶。这些都是促进肠脏蠕动、排毒和提气的饮料，不少便秘的客人试过都能在短期内产生不同程度的排便效果。

（3）益生菌

由肠道脏器有害菌多于有益菌引发的便秘，可吃奶酪或益生菌剂补充有益菌，推动排便。注意必须吃原味，不添加多余的人造色素、香料、糖等。要知道这些人工成分本身正是制造有害菌或破坏肠道的元凶。某流行的小瓶活乳酸菌饮品每瓶100克含约16克糖，等于吃了3粒方糖，而且大部分是制造有害菌的白砂糖，说是给你多少亿的有益菌，同时又补充有害菌，到底是什么玩意，你自行分析吧，自己选择求甜味还是功效。

（4）排便疗方

不严重的便秘，可借助较温和的排便疗法，如服用乳果糖（Lactulose），也称"寡果糖"。它是人工糖，进入胃肠道后不会被消化吸收，能直达大肠，刺激肠道蠕动，增加粪便湿润度，令粪便容易从肠道排出来。这是一种温和的缓泻药，一般药店有售。严重的便秘，当然要就医。另外，也可试服刺激性缓泻剂，如草本排便物番泻叶（Senna Leaf），这是从中世纪开始便被用来缓解便秘和排除肠内瘀毒的药物。它通过刺激大肠增加蠕动，效果比乳果糖强烈。要注意各种利便剂的成分和效果的强度是否适合你便秘的具体情况，使用前最好请教专业疗愈师。

（5）运动

通便的关键是运动，即使你吃再多的通便食物或饮品，假如老是呆坐不动，还是难以排便的。要保持运动啊。有个小动作简单利便，可以早上做：双手举高，原地低跳，怕弄伤膝盖或脚踝旧患者，可改为脚尖不离地做跳跃状，这动作可快速把凝聚在上身的气循环到下身，加速全身通气。跳一会儿便可，然后打圈式按摩下腹和后腰，帮助大肠蠕动，促进排便。

（6）避免吃什么

减少或避免吃容易导致消化不良、增加肠道有害菌的食物，如精磨白米，用精制面粉做的面点或粉面，用精制白砂糖、人造色素、香料及添加剂做的甜品或零食等。

（7）调教饮食习惯

调教不良饮食习惯，如临睡前进食，以零食代替正餐，经常喝含糖量高、含塑化剂的奶精和珍珠的饮品，不吃高纤维蔬菜或水果，加上精神压力大，情绪不佳，不做运动，都是便秘的元凶。

（8）排便姿势

排便姿势很关键。35度角的蹲姿是最符合人体设计的自然排便姿势。这姿势有久远的历史，直到现代马桶流行后才被取代，间接带来种种现代病症，如痔疮、便秘、大肠炎、盲肠炎和结肠癌等。蹲姿排便的道理是：大肠长约6英尺（约1.8米），粪便在被排出前堆积在大肠里，最后从直肠排出体外。以坐姿排便的话，它的肌肉只是部分放松；以蹲姿排便的话，肌肉才完全放松，令排便更轻松和彻底。坐在马桶上大便时，双脚踏在一张小矮凳上，便能有较好的排便角度。

（9）"收放"芳疗油

使用"收放"芳疗油深层排气和利便。它的主要成分是佛手柑、葡萄柚、姜、豆蔻等，能帮助清理隐性的心理闭塞，尤其是难以接受或抗拒的经历，达致气通人爽。方法：按摩腹部及胃部，想象胃腹部被金黄色的能量球注入及充满。在胃部打圈式涂芳疗油，慢慢推到腹部，揉开，推开，然后深吸气，长吐气，吹出浊气。

（10）喝够水

别忘了喝够水，这原是最基本和简单的排便必要条件。我常说："自爱，从喝好一杯水开始。"喝过多会伤肾，变成水肿；喝过少皮肤干，易便秘。何时喝，喝什么，喝多少，如何喝，水温怎样，都有学问。别盲目相信数据，不同的体质每天需要喝多少水都不一样。不是逐口慢啜饮，而是快速整杯倒进口里的饮法，会导致胃胀或腹胀。关于如何喝好一杯水，我在《爱在136.1》第二章"自我管理"篇，以及《爱自己是一辈子的修行》第四章已有详尽说明，可以细读参考。

# 痛症

痛是身体给我们最直接的呼喊，告诉你必须停下来，正视自己。

痛也是提示我们有不良习惯需要修正，或有某种炎症正在影响你的情绪，令你无故抑郁起来。

要不时检视自己的大小痛症，譬如头痛、牙痛、胃痛、心痛、肩颈痛、腰背痛、坐骨神经痛、乳房胀痛、眼痛、经痛、肚痛、喉咙痛、口疮痛、脚痛、关节痛、胸口痛，等等。找出这些痛代表了什么，暗示了什么，哪种痛是可以自己调理或止痛，哪些必须尽快就医，马上处理，拖不得。

我处理过的个案中，跟情绪相关的痛症大多是头痛、胃痛、经痛、心痛、颈肩背痛。但很多时候客人对自己的痛症的详情很无知，一直没有多加关心，只是一时埋怨或避开，不去理会，譬如有一位客人经常头痛，我问她何时会痛、痛多久、局部痛还是全头痛、是否来经前或期间痛、是否有高血压，她居然哑口无言。

做侦探，追问吧！头痛是否因为外感风寒或风热？是否经期前或期间才会痛？是否有血虚心悸？是否洗头后没有马上吹干，甚至让它自然干？是否有喝廉价茶、农药茶等习惯？是否因吃完了味精多的食物？是否服用了精神科药物？是否一直在逃避面对某件事情、某个人？睡觉时头顶方位的墙是否靠向街外或在厕所附近水汽较重？身体是否湿气过重兼脚肿？是否眼镜度数不对，近视、散光加深了？是否受噪声困扰？是否附近装修传来有毒气体或烟尘？是否吃错药？

还有太多可以追问下去。你该知道，正视和关心自己的话，不能粗枝大叶，必须训练细心和查案精神。痛的是你，你有紧张和认真照顾好自己的理由。

又譬如肚子痛。有没有拉肚子？对食物或温度敏感吗？刚暴饮暴食完？吃错东西了？害怕面对压力，如即将要考试、见上司、做报告、要演讲、上法庭、上电视？

有些痛症不是生理或心理原因，而是心生毒念所致。

看过一个个案是这样的：她二十多岁，跟妈妈关系差，和男朋友相处多年，还是不能确定对方是否为最终感情的依靠，最困扰的问题是多年来屡医不遂的严重颈背痛症，是痛到想过自杀的那种痛。可是问题都不在外边。

查探下，原来她极讨厌妈妈计较、脾气坏和操控欲，她却完完整整甚至更超越地复制了，经常向长期迁就和包容她的男朋友发泄。她承认讨厌自己像妈妈一样操控别人，且找身边最亲的人下手。可当我问她是否内疚过时，她却说："没有，反正他也有他的不是啊！"我再追问，她才揭露对男朋友凶恶的原因："我是报复他不理解我受过的痛，刻意伤他的要害，要令他也感受我的痛。"多么可怕的暴力，靠伤害身边的人来抚慰自己曾经受过的痛，让恶念种下心毒，令自己变成加害者。这不正是常年疼痛屡医不好的谜底吗？毒念一日不清除，最终会蔓延身心，困死自己。

我问："现在愿意跟男朋友说对不起了吗？"她好不容易终于说愿意："我其实早知道，痛症是心病所致，所以才来找你帮我看清楚。"

**痛是好的，提醒自己距离爱和自由还有多远。**

## 自疗方法

处理痛症不能轻举妄动，别随便找止痛的方法，如催眠或服止痛药，因为痛是告诉你生病了，病处不一定是痛处。要找出来，别以为压下去、强忍着便没事，可能会误了大事，错过了能治好的黄金时间。

学习做详细的"痛症记录"，记下痛的日子、时段、特征、持续多少天、身体变化、事发原因、是否排卵期或经期、压力源头等，然后寻找正确方法并进行及时的治疗。

## 心悸

这是常见的病症，是生理病也是情绪病。

细看一下，你是否经常出现有缘故或无缘故、阵发性或持续性的心跳加速症状，心跳速率正常但跳动不规律，有时会同时出现胸闷、头晕、盗汗、呼吸困难、悸动不安等症状。

中医认为心悸多由气虚、血虚、停饮（渴不欲饮），或气滞血瘀所致，多因情志波动或劳累引起。西医会诊断你是否患上心脏病，如冠心病、心律不齐、高或低血压、心肌炎，或其他病，如自律神经失调、甲状腺病、糖尿病、药物效应等，导致不时心悸症。

再观察一下，你是否刚喝过咖啡因饮品，如茶、咖啡、酒类，或者吃了含这类成分的食物？

我的临床经验是，情绪病患者多有心悸症，尤其可以从眼神看到。他们大多眼神呆滞，反应缓慢，不敢正视，眼球左右转不停，心绪不宁。可能同时出现惊恐或焦虑症。

是时候认识心脏和情绪的亲密关系了。**心脏不强壮是情绪病的源头**，因为心脏是掌管情绪的第一把关器官，它直接影响情绪，指挥脑边缘系统，那是管理情绪的脑器官，哺乳类动物才有。所以你会看到猫、狗、大象、猴子等都有表情，会发脾气，会亲近你讨爱。它们拥有较复杂的情绪，不像蚂蚁、爬虫类等生物只有为生存和自保而装凶和快跑的反应。因为有较进化的复杂情绪，相应的情绪病征便会出现。要调教情绪，需要先调教心脏。女性的话，更要先调好子宫，那是生命源头的器官，也是掌管心脏的情绪器官。**子宫弱，心脏虚，气血不好的人，情绪不可能好到哪里去。**

你要问自己有什么不甘心，是否有遗憾，有创伤未处理，有什么不忿，是否看不开，在害怕什么，执着什么放不下。其中"不甘心"和"胆怯"是常见的心悸背后的缘由。

不甘心的特征：感到理亏、不幸、被整、被伤害、被攻击、含恨、含冤，却没反抗和改变的能力。

胆怯的特征：害怕灾难、害怕失去，感到无助、被伤害、被欺骗、被动、胆小、躲藏、压抑。

## 自疗方法

强壮心脏，做有氧运动，按内关穴稳定心跳和情绪。学习放松减压法，如禅修、静心瑜伽。补充OMEGA-3强壮心脏和调整情绪，建议找中医调理心血不足、气滞气虚等相关症状。

## 妇科问题

上面提过，子宫是生命源头的器官，也是掌管心脏的情绪器官。子宫弱，心脏虚，气血不好的人，情绪不可能好到哪里去。

我在《爱自己是一辈子的修行》一书中曾提到，子宫除了是生育器官外，更是了解女性的特质和情绪状态的重要器官，也是重要的性器官。很多女人都没有注意到，当她们情绪不好、压力大，甚至刚做完噩梦时，身体激烈震动的部分除了心脏便是子宫，提醒你需要自我舒缓。性爱中的快感令子宫收缩，尤其在高潮时抽搐得最厉害。抽搐所产生的振频是女性的能量来源，也是生命的神秘来源。

可很多女性没有照顾好自己的子宫，令子宫衰弱，以不同的妇科病呈现，如痛经、经间血、月经紊乱、经血量过多或过少、子宫肌瘤、卵巢瘤、多囊性卵巢、乳腺增生、纤维腺瘤、子宫内膜异位等。通常母系家族中成员会患有其中一项或多项上述病症，遗传性颇高。

细心观察，除了是跟遗传或家族生活和饮食习惯相似外，患上妇科病的女生多和心结、怨恨、放不下的心病有关。找到那个心理病源便要马上处理，去求医，解心结，别再让身体受罪。

## 自疗方法

我常教客人和学生一套**"子宫能量扎根法"**，即上面教大家处理疲累时做的"手抱下腹"法，加强子宫的力量，肯定自己的生命源头。尤其是对于曾经受过重大伤害、和原生家庭关系差、否定他人和自己、欠缺自信、容易记仇、怀恨、执着、愤怒、愧疚、霸道、难原谅、自虐/他虐、不放过自己或别人、欠动力改变自己、心魔重的人，这方法特别奏效。

这是简单、温柔和有力量的动作，能重新聚气，凝神，放慢，修补流失的能量，重建力量、信心和自我认同，达到放慢、休养、守护和提升生命能量的效果。

做法：双手互叠，用左手的掌心（劳宫穴）贴在子宫或丹田位置，注意手肘要放松垂下，不要提高或紧张，闭目养神，放慢呼吸，感应掌心输出一股呵护的能量，直接传到子宫或下腹里，和她好好沟通，心存感恩，谢谢她一直在守护着你。

在做完任何活动，包括工作、静心、运动等，或正在做静态活动，如看电视、听音乐或看书时，都可以做这个护宫法。最理想的是在做之前配合使用净化伤痛的"放好"芳疗油，或使用去执念和心魔的"洗心"芳疗油。在胃和胸口的位置打圈式轻轻按揉，可想象善良和强大的光注入和净化。每天用1—2次，适宜白天至睡前3小时的时段使用，孕妇和儿童不宜。

注：以上提及的各种疗愈工具详情，可查看本书的"我的看个案日常"。

## 不断发胖

这可是很多城市人的亚健康问题，所谓"连喝杯水都会胖"的无奈。

假如你未到更年期，不是受到荷尔蒙失调的影响而变胖的话，那可能是身体被不少心病堵塞了，不断自我膨胀。

假如你不是因为暴饮暴食或贪食致胖，你可以留意是否有以下问题：

（1）**睡眠不足**

美国哥伦比亚大学发表过论文，发现如果一个人每晚只睡5小时，其肥胖率比睡7—9小时的研究参与者高出73%，原因是睡眠不足导致体内控制食欲及新陈代谢的瘦蛋白减少，生长激素增加，降低胰岛素的敏感度，令人容易肚饿，以致增加肥胖及患糖尿病的概率。当然这说法不一定精准，需要看睡眠的深度和少睡几小时的你感到肚饿时会不会吃多了。

（2）**长期压力**

这是最多人不断发胖的原因。新陈代谢慢，肾变虚弱，加上湿气太重，便容易发胖或者水肿。

（3）**情绪病**

我曾经处理过不少躁郁症或抑郁症患者的个案，他们倾向于不断发胖，即使不是吃很多东西，也控制不了体重，部分原因是精神科药物后遗症，也有心理不平衡而影响了荷尔蒙分泌，导致有类似更年期的症状。

**（4）否定身体**

抗拒自己身体的人，多容易出现暴瘦或发胖的症状。身体被长期忽视、否定，甚至憎厌，没有被爱的身体会失控，自暴自弃，连呼吸、喝口水都会令荷尔蒙失衡。

举一个案例：

我曾经看过一个个案，她由小学六年级开始便一直不受控地发胖，三十岁时身高150厘米，体重近90千克。我仔细追查下，发现原来她小学某天在去学校途中，突然被一个跟踪者推到后巷性侵，差点被强奸了。她一直没有跟任何人说起这事，心里一直想是因为自己长得标致才勾起男人的色欲，长得美是祸根。从此对男生敬而远之，也开始刻意不打扮，不照镜子，彻底否定自己的身体。然后便不断吃，到后来即使不再暴食，体重已失控，喝一杯水也会胖，人也变得自暴自弃了。


**身体堵塞**


她是一个四十多岁的文职人员，满身不明病痛。多年来见医生无数，尝试过各类医治，未能治本，痛症持续缠绕，会随着情绪变化时好时坏。打从年轻时母亲患有抑郁症开始，她的左胸便不时有堵塞和翳闷感。母亲过世后，胸口堵塞变得更频繁，多数因生气而引起。西医检查过，指出心脏没问题，看中医吃中药后稍能缓解。

她在上过数堂瑜伽课后右膝盖开始微肿，然后出现各种痹痛问题。左边胸口翳闷，颈肌绷紧，背部胸椎附近肌肉绷紧，左肩或手臂痛，左侧太阳穴痛，左眼内发凉。右边腰肌紧痛，臀部、大腿外侧、膝外侧、小腿前外侧容易胀痛。简单来说，全身气滞不通，堵塞着情绪垃圾，几乎没有一寸是安然无恙和舒服放松的。

容易感冒，怕冷气，胃口小，湿气重，身形瘦削，面暗无光。

她追求完美、性情敏感、思虑多、容易执着，和痛对抗、固执，压迫自己，复制了母亲的心理病症。

我用136.1 Hz的OM音叉替她的膻中穴（正心口）调频时，明显感到有一股强大的气往上推我的手，让音叉往上移。她的身体在跟我说话，急需重新调整、换气和调频，有很多垃圾、郁结想跑出来，想离开，找出口释放，走出囚禁多年的困局，像嚷着请我帮忙给它们打开通道。她的右腿感到一股气从底往上松开到腰间，她开始感受到"松开"和"流动"，不再有堵塞的具体感觉了。教她马上把浊气吐出来，再调顺由心口到下腹子宫位置的气，她马上放松了，感到轻松了，面色和眼睛也变亮了。我教她从身体出发的自疗方法，如转屁股、转双腿、调呼吸、推按胃和腹部等，她身体的病痛逐步得到明显改善。

另一个身体卡住的个案，是因为逃避。

她自知一直忽略了丈夫而令他离开，她极度不愿意离婚，感到被抛弃，不想面对自己的失败。我用4096 Hz的定心音叉先替她调频，她先说很舒服，可马上便哭崩，突然想起自她出生便离开的爸爸。可事实是，这些年她一直没有觉得被爸爸抛弃，现在突然冒出这种想法，觉得他不爱她，还说想起奶奶曾说爸爸本想要儿子，结果生了她才离开的。

我冷静地拆穿她的潜意识："这不是你真正的感受，你只是在找借口，自命为受害者。你刚才的感受应该是你妈妈的，是吗？那是你妈妈的怨气，你代她发泄罢了。是她放不下婚姻失败，而你和她一样是个粗心的妻子。"

她冷静下来后说："对，跟爸爸无关，是我想逃避。"我用治疗放不下心结的"放好"芳疗油替她揉了胸口，也用帮助表达感受的"我行"芳疗油替她推了咽喉，原先音叉没发掘出的深层焦虑一下子被精油引出来了，她马上感到两处都被堵住了。这正是人逃避问题时的典型生理反应。我再揉，便通了，前后不消一分钟。

音叉松了身体，为深层的心结和执着整装待发；精油帮助引出心结和执着，马上疏通，清理。胸口和咽喉的反应如实地告诉她和丈夫是互相逃避，不懂沟通，常年积压了问题。心通顺了，准备好面对；喉咙通了，准备好沟通。无法回头的关系，终可和平地分开和放下。

## 与身体割离

再从个案说起。

她一直挥不去对父母的恨。因为算命的说她命硬克父母，所以一直被寄养在亲戚家，常有被遗弃的感觉，内心充满仇恨，恨不得把这个世界摧毁。后来她开始毁坏身边的事物，对人凶狠无情。曾经觉得很爱妈妈，一直等待妈妈对她好，可妈妈自小对她很凶。待她长大后，妈妈忽然对她好起来，可她只觉得可能不过是在利用她，想在她身上得到想要的好处而已，并不是母爱。我问她，可知当年妈妈也许有难处？她说不知道也不想知道。我说："你想得到妈妈的爱，得不到便痛恨她，不也是功利吗？"她低头默认。

记恨的她满脑子不幸的委屈，弄得满身病痛。曾经得过叶状恶性肿瘤，后来又得了白癜风，额头总是感到有什么压着。她说小时候便有自杀倾向，有丢弃自己的习惯。原来，离弃她的也是她自己。悲剧情结，就是想得太多太入戏。

说到这里才是高潮。我教她敲打穴位清除负面记忆，竟然比教一般客人多花十倍时间。二十多岁的她，四肢笨到像退化的老婆婆，十指僵硬绷直，毫不知道用有劲的手法敲打时手指会自然屈曲，更不懂得定点敲面时手臂是不该夸大舞动的。她是典型的手指、手掌、手腕和手臂协调盲，无法独立分开来操控。她大概一生从不知自己那么笨，且惊讶且羞愧地傻笑。

能笑就好。

不少想法严重负面的人，都是典型的身心脑分离，迷信负念才是真实，忘记身体更真实。

她不是最经典的，原来很多人都是身心脑分离，最典型的症状是"对身体没感觉"。

譬如这个她有严重焦虑症和自杀倾向。什么都放进脑里先反刍，欠智慧和悟性，把一切想歪，助长心魔，已到中邪的边缘。我教她试着回归身体，譬如玩放松掌心的游戏。那是很多人都玩过和晓得的方法，即是掌心互靠，越来越近，感受掌心发出的气场所产生的轻微互抗力。她弄了半天，说什么都没感受到。好吧，教她合掌，感受双手合十的触感和整合，她却做了非常多人会做的动作：指头全都向外弯，要提醒她才能刻意合上。好吧，再教她用右手托着左手，拇指推按左手的劳宫穴（即掌心），可她无法做到托的动作，右手四指全向外张开，只剩拇指放在掌心上。身体是诚实的镜子，反映她的心智向外流放，难以归心，无法集中。她被外界和头脑掌控了，对身体接触的敏感度是零，完全感受不到思想以外的身体。

还有很多客人，男女都有，数不了拍子，弯腰不行，呼气没气力，让他敲他却拍，让他专注身体每个部位，他却说哪里都没感觉，他们当中有多少是自命不可一世、自以为是的成功人士，原来只是大笨蛋。他们多擅长说话、解释、诡辩和埋怨，想着想着便抽离了身体，只剩下思想和情绪。当我告诉他们自爱是从喝好一杯水开始时，有人竟然皱着眉说很抽象。用脑袋喝水的人，当然不知水滋味。

**毕生供养你、照顾你，对你最不离不弃，到死那一刻还与你同在的不是谁，而是你的身体。**你却偏偏离弃它，扪心自问，你不惭愧吗？

**看通自己的第一步，是和身体重修旧好。**身体失控了，情绪也会失控，两者从来是唇齿相依的亲密关系。

好好亲近身体，多接触，多关爱，便能看透自己的毛病和"死穴"在哪里。

**身体状态是看通自己的密探。身体很善良，一直在守护你，和你对话，提醒你离开自己有多远，别忘记或忽略照顾好自己。**

## 压力或焦虑反应

看看你是否有找不出病源的经常性病征，如掌心流汗、尿频、瞌睡、头痛、噩梦等。

假如你已经找医生检测确认过，还是找不到明确的生理病源，那多半是因为压力和焦虑造成的普遍病征。你可留意出现这些症状时，是否都处在紧张和担心的状态，譬如考试、面试、表演前，或者面临做重要抉择前，因为担心，害怕做错选择要承担后果，不想接受可能需要负的责任，或者因难以达到某个愿望或欲望时，感到非常难受和压抑，你的身体便产生了这些压力和焦虑反应。

### 自疗方法

建议使用源自天然植物、历史超过四千年的芳香疗法（Aromath-erapy）帮助放松。芳疗属于自然疗法，是公认能较快速地舒缓紧张不安感的古老疗法，譬如上面介绍过的"好好睡"芳疗油和另一款"轻轻安"愉悦放松配方芳疗油，都是专门舒缓压力和焦虑的。也可采用声音振频疗法，如前面提及的"静听爱"铜磬，以先定后静的方式安定身心，或用低音和放慢的吟诵法，配合呼气、观看呼吸等，也可以练习瑜伽，都是非常好的放松方法。

有兴趣的话，可自学催眠放松法，使紧张和焦虑感以层递方式逐步减退，或者学习正念（mindful）静坐法。还有很多从身体出发的其他方法，如穴位敲打、调整呼吸、诵经法等，这些方法我都会在开课、讲座或做个案时，按实际需要现场示范和教授。

注：建议参考《爱在136.1》第二章"自我管理"篇，学习更多管理作息、能量和情绪，定期清理自己的具体实用方法。也可参考《爱自己是一辈子的修行》第二章和第三章，学习18种调教心态和19种逆转负能量的急救法。

# 4

助你和自己相认的
43 条必问问题

## 为何预约咨询前要填写提案表格？

43不是什么特别的密码，但它听起来挺壮美：死而后生。

是跟自己相认后的动人结局。

为何预约咨询前要客人填写提案表格？爱我的人、专业治疗师朋友们给了我不偏不倚的四个字：自讨苦吃。你的时间很宝贵，干吗免费做事前分析和准备，他们又不是你什么人。

客人的生命也很宝贵。你们不懂，我有我善意的坚持。一是我要确保能帮上忙的个案才接，不想浪费对方的时间、希望和金钱；二是我希望能事前做足准备，初步分析和"透视"个案，待见面时求证和修正，更高效地提出自疗方案；三是为给你一次学习观看自己的机会，踏进自我扫描、重新看一次问题的行程，嗯，免费送你的。

填过表格的人都知道，要回答这43条问题是很不容易的历练。有人填了两年才寄回。有人一边填一边发现原来儿戏不来，一问一穿心，活到今天，从未如此正视过自己。有人填不到三分之一已哭了好几回。有人一看便放弃，不过是想找个人聆听自己的絮絮语诉诉苦而已，何必太认真？啊！正中下怀，正是想把他们筛走，诉苦不是自疗，他们找错人了，其他人肯定更能胜任。

我对认清楚自己和自我疗愈的态度十分严谨，可以轻松但不能玩票，回归简单但绝不儿戏。**我们没有更多生命去浪费。**

每个人都有想做、觉得对的事，用自己的方式。

这份提案表格，是我欢迎真心想看清楚自己、愿意调整自己、决心走出困局的人的入场票。假如你已300%下定决心了，我们见面吧！

这43条问题的设计，是让你把自己以为的问题，以系统、详细和全面的方式过滤、重整和消化一次。跟探员重组案情差不多。

你在回答时未必怀着最理想的心情，但最坏的时刻可以是最好的机缘，决心剖析自己，回顾过去，重看现在。

临床经验告诉我，那些第一眼看上去跟你所关心的事情扯不上关系的提问，往往可能带给你关键性的发现，令你意想不到。

你不需要回答所有提问，不过我建议你尽量详细回答。即使你选择不回答，也请看一下，想一回，可能有助于你更深入地了解自己。

简单说，**回答这份提案表格是了解自我的旅程，也是管理生命的第一步。**

你回答的内容，能帮助我初步确定是否能帮上忙。假如不是我能力范围内，在得到你的同意后，或会转介给其他适合的专业治疗师。而你是否认真想改善自己，抑或是想碰碰运气，假装在帮助自己，并没有下定决心，潜意识里不愿意努力，等等，我都可以大致从内容窥看到。

我很乐意看见你在填完表格后，对自己的问题有了不一样的看法和发现，加深了解后，可以自行处理好问题，不用来找我。

## 43 条必问问题

### 1. 你的问题／要分享的内容是什么？

这个问题其实在问：你"以为"你的问题是什么？这是你的初步判断。在作答其他问题后，你可能会对现在以为的问题有了新的看法或补充，或者勾出更多重要的、以前一直没想到的问题。这是"引子"问题。

### 2. 找我做自疗咨询／分享生命或交换意见的原因。

这个问题是帮助你先弄清楚到底想咨询什么，是希望为问题找答案，还是为困局找出路？想找个专业或你信任的人点评自己？想找依赖、慰藉或认同？想找一个外人来肯定你早已为自己判断的症状，说服自己是正确的？抑或是清楚自己正处在混乱和糊涂中，需要一个清醒的人提点你？**找一个人帮助前，你要先搞清楚到底想得到什么帮助**。这个问题也可助我看穿客人有多清醒，理智还是糊涂，思路是否有条理，抑或是混乱，需要一点客观指引，抑或是更希望得到认同、安慰或依赖，需要救命稻草。

### 3. 多想一想，还有其他吗？

这里打断你的思路和情绪，停一停，醒一醒，可能你还有更多长/短期的问题和困扰。这个问题可提醒你反省一下自己到底是个怎样的人，为何会演变成今天这个自己。通常你会想到也许自己也有问题，想看清楚自己。

### 4. 你如何得知你有这个/些问题？

这是点醒题，提你目前以为的问题到底是自己深思过后认定的，还是别人告诉你、为你判断的。假如是自己反省后发现的，可以看到你判断问题的方式或习惯，是理性、客观，抑或是经过仔细的分析？为你判断的是最亲近或重要的人、身边的朋友或同事，抑或是不相干的闲人？这个问题也可以助你看到自己的判断是否有根据，是否可信，抑或正是在无法判断可信性前已误信或迷信了。事实上不少客人告诉我他们的病症，不过是从网络上看到，自行对号入座的结果。

看看你是一个较自决的人，还是较容易被别人影响的人？

### 5. 你认为这问题是何时开始的？问题已发生了多久？

开始进入检证程序了，首先确定时间。能确定时间，便是确定问题真的发生过，不是幻想或虚构。记清楚发生的时间，能避免混淆其他错误的记忆，把问题变得复杂。这是从陈述进入反省的阶段。回想正确的发生时间，能帮助你清醒。总有人感情用事，把现在的感受归咎于过去，譬如有人觉得自己缺乏爱，容易扯到自己"从小"便缺乏爱，然后说问题应该是从小时候开始的。这可能是错误推断。往后的问题，会引导你重新搞清楚你过去的经历，把误差的想法剔除后，才能针对真正的问题去处理。

这个问题同时提醒你别只看眼前事，当前的问题可能早有长久的原因，甚至可追溯到年轻或童年时代，不要急，仔细想想。

## 6. 你的感觉、反应是什么？

能填写到这里才抒发感受的人，应该算属于较冷静的。很多人在回答第一个问题时已迫不及待地宣泄情绪，巴不得告诉你他有多难受、委屈和痛苦，别人对他有多不堪。

你懂得表达吗？你能准确地表达心里真正的感受吗？正是这条问题的重心。看看自己是否能清晰地表达自己，抑或是除了压抑外，其他感受皆词穷难言。**表达困难可以令你更远离自己**。再看你的感觉和反应，是冷静、平静、激动、不忿，抑或是有隐隐作痛的快感？你在否定自己还是他人吗？能不能在陈述自己的感觉时保持清醒和觉知？抑或是你已混乱不堪，需要有人清晰的指引？有些人不知正浸在负面感觉中，以为是受害者，眼中一片凄凉，潜意识却在享受。当然，很少有人能看穿自己的心理矛盾或伪装，需要敏锐的人帮你看清楚。

## 7. 你认为问题的原因在哪里？请简述相关的历史。

从感觉回到理性思维，仔细想想问题的成因，尝试自我分析，回溯历史。找出蛛丝马迹是我的工作，回顾过去，帮自己初步梳理是你的工作。在回顾的过程中，你会不自觉或刻意地钉在某一个点上。那个点出现过的事情，当时你的反应和感受，可能正是产生问题的原因，也可能是偏执，甚至是你的软肋，造成"你以为"的判断，极有可能为"判错症"。

关于可能错判自己的讨论，留在下一章细谈。

**8. 简介你的家庭背景（尤其是你和他们之间的感情关系）。**

是时候跳出自己，细看可能对你影响最多的家庭背景，包括原生家庭或带大你的那个家、那些人。你从何处来，你便承继了那段无法逆转的DNA源头，踏上"成型路"（说"成长"好像过早）。要和自己相认的第一个关口，便是认清楚带你来这世界和带大你的那些人。别避开，别否定，别忽略。很多时候，你眼前的问题，不过是在花一生的努力想脱离父母的逃亡路上积压的病痛，或者相反，是极力不想独立、害怕离开父母庇荫的后遗症。你需要步入了解成长背景的过程，看清楚你被什么影响过。你如何评价家人和你的成长背景，肯定还是否定他们，都是形成现在的你的重要线索。而你要知道，说他们有参与"形成"你，并不等于说你现在的问题的终极因由都来自他们，或是他们的责任。

**9. 简介你的父亲。**

看看你和父亲有多相似？你哪些性格是遗传自他？你爱他、恨他，还是又爱又恨分不清楚？原因是什么？他如何影响你的性情、价值观、恋爱和婚姻观？他像你曾经或现在的男朋友或丈夫吗？你以对父亲的要求或期望同样地要求或期望你的伴侣吗？

曾经有一位男性客人，他父亲的原型影响了他长大后的性格、习惯和欲望。我看过不少男性案例，越是想摆脱父亲的恶习，将来越是走上和父亲几乎一模一样的路，痛恨自己比痛恨父亲多，像中咒或成瘾一样摆脱不了这厄运，相当无助。

**10. 简介你的母亲。**

同上。要补充的是，母亲对女儿和儿子的影响是不同的。儿子可能会有恋母情结或者依赖强权母亲的安排而难以独立，但可能影响更多的是因而跟伴侣产生难以解决的冲突。而女儿受母亲的影响会更复杂，因为女性互相感染、传承情绪或性格的力度本来就很高，这跟女性的生理结构相关。母系中女成员的妇科病和情绪病关联都较有迹可循，心结也特别多，呈现在生理病症上的情况也较明显。更重要的是，通常下一代的传承力度会较上一代的深和远，即当女儿在埋怨母亲的种种不是时，通常她自己所犯的毛病会更大，受害者更广。要理解一个女人，最好先了解她的母亲，通常都是可靠的侦测入口。

**11. 简介你的其他家人／亲戚。**

再看看你跟其他家人或亲戚的关系。你是否把不满、遗憾、抱怨、嫉妒、自卑等都赖到他们头上？家族怨恨和遗憾的事越多，你眼里看到的怨恨和遗憾的事就越多。

**12. 简介你和你的爱人的现状和关系。**

这问题可大可小。大部分人都被爱情关系影响深远，即使少数人口中没有承认，心里却在说真话。男性多装帅，顾面子，觉得爱情关系不能摆在哥们的桌上，太丢人；女人刚好相反，不把伴侣的问题跟姐妹们吐出来便会郁闷死。看清楚现状是重点，不要老是说你们从前说好的是什么，你理想中的关系应该要怎样？你希望他如何改变才能化解面前的关系危机？**现状是现实，现实是局限和意愿碰撞的结果。**你要面对现实，看清楚目前的局限，是否有扭转的空间和共同改善的意愿，还要看体力和心力。不要小看感情关系对你的其他生活造成的影响，当然也要留意是否被过分夸大了。

**13. 你的爱情／婚姻现状对你目前的生活和情绪有多大影响？**

自己分析一下，细看影响你的范围到底有多大。尤其是情绪、动力、价值观、生活、工作和兴致。影响范围越大，表示你流失的自主权越大。"什么才是最好或更重要的"会是你必须问自己的下一个问题，你要给自己一个建设性答案。

**14. 目前困扰你的问题对你有什么具体的影响（如工作、学业、健康、财力等）？**

再跳出来，扩大视野，全方位看看自己目前的状况。要提醒你的是，永远不应该执着单一问题，强迫找到解决的出口，别忽略了同样重要、能令你把自己管理得更好、身心更平衡的领域，譬如工作、学业、健康和财政。尤其是财政，其实很多忧虑和无助感，都是源于害怕钱不够，无法做想做的事，离不开想离开的人，不能抽身必须继续依赖谁，令自己走上貌似绝望的现状。很多时候我会帮助客人"重整财务"，而非浪费时间讨论谁有没有爱过你，某人为何要这样对你，为何你老是缺爱等对改善现状没有多大帮助的傻问题。

**15．列出受影响时你的心理症状（如容易发脾气、惊恐、过分焦虑等，尽量详细形容）。**

"症状"和"详细形容"是重点。我遇到过很多人列举自己的心理症状时，其实没有具体的体验，不过是别人替他判症时用过的词，他便抄用了，说自己焦虑症很严重，细查后，可能发现不过是喝茶、酒后的咖啡因反应，却以为患有焦虑症。事实上，生理反应可以营造真实的心理不安感，譬如心悸症能令人产生不安感，即使并没有发生令你不安的事情。

有人不开心，说自己抑郁，但无法详细形容抑郁时到底有什么具体感觉。那"抑郁"一词，只是借来的说法，不一定是真相。正如当你告诉医生你患了"感冒"，其实可能是过敏引发流鼻水。详细形容能帮助你检测自己的感觉孰真孰假。

**16．列出受影响时你的生理症状（如失眠、头痛、痛经、便秘、容易疲累等，尽量详细描述）。**

心理感觉离不开生理反应。几乎所有心理问题的改善方法都是从调教身体开始的，不是什么"心病还需心药医"的玄说。别以为"心"是什么心理或灵性的神秘东西。心是心脏，你能感受到心跳，知道自己有心悸症所以不安更重要。很多人因为总是觉得自己的病叫"心病"，对其他病症毫不关心，有人甚至索性不填写这项，或者随便圈出一两个症状交货。

详细观察和形容生理症状，能帮助你检测自己目前最真实的情况有多轻微或严重。不少人都漏写最严重的病症，不自觉或刻意地"隐瞒"了非常明显的疾病如便秘、湿疹、子宫肌瘤等，要待做个案时，我从他的表情、肢体语言等透视到细节，查问后，他才忽然"记起"补充说："是啊，确实是有被你猜到的症状，你怎么知道的！"那些病竟然已到严重阶段，如已有肿瘤，甚至刚做过手术了，竟然都不汇报，要我猜中才透露，真汗颜！

**身体是我们最容易忽略的情人，可我们还在喊穷，喊缺爱。**

**17. 你如何形容自己的性格和际遇？**

抽离那个困局，做回自己，看你是否能客观地评估自己的性格和际遇。

**18. 你接受过专业或非专业治疗或辅导吗（包括精神科治疗、心理咨询、社工辅导、问卜等）？**

假如你一直都有接受治疗或辅导，我需要知道你见过谁，接受过哪种性质的治疗或辅导，何时见过，见面次数和频率，有助于你和我看清楚你的疗愈历史。

**19. 你曾经或现在正接受药物治疗吗？请详述内容和服用历史。**

看一下你有没有因为服用过药物而受到正面或负面的影响，更重要的是看有没有后遗症，会不会因而减轻或加重病情。也初步让我看一下你是否有可能被错判了症状，或者其实你一直都接受着正确的治疗，却还是不信任，怀着求医瘾或欲望，想寻找更多、不一样的治疗师或治疗方法。还有，是不是很快便放弃服药？你的服药史，能让我正确判断目前你的情绪病症哪些有可能是药物后遗症，哪些是停药的后果，助我选取对应的自疗方案。

**20. 你接受过辅导或治疗后的感觉如何？为什么？**

有客人告诉我，接受过辅导后情况没有改善，但还是忍不住继续约见，感觉"好像"会好一点。追问到底好了什么，他又说不出来。其实他只想定期有人愿意聆听他诉苦，说说感受，心会舒服一点，因为害怕寂寞，想有人陪伴自己走那段路，不是认真求治疗，也不是真的想认识自己，处理问题。

也看看你是不是"病态"病人，借着见治疗师后感到没效果来"证明"自己是没救的自命不幸者。也看你评价治疗师时的用语和潜台词，是否对治疗师公平，抑或是不断地抨击、否定，有没有反省没效果的原因有多少是你自己的责任，是不是选错了人，是不是没有做对方教的自疗方法，是不是清楚地表达了自己找治疗师的目的，让对方帮助你改善问题。你要反省自己为何觉得对方不适合，为何没效果，为何还要继续依赖他，是太无助还是太懒惰？

接受过治疗后，你有没有增加改善自己的信心？有没有学会用具体的方法帮助自己？这些是受疗者应该准备的功课，不要太被动，也不用因崇拜或害怕权威而不敢表达自己、不问清楚、不敢要求说明等。

### 21. 你最想改变什么？

再度跳出来反省，你到底最想改变什么？这问题的背后目的，是希望你能从现实的方向看清楚你想改变的事情，到底谁有能力做到？需要大环境、其他人、社会思想的改变来配合你吗？是不是可行和现实？预计能成功吗？这改变是过分完美主义，出于自私抑或是幼稚的想法吗？

### 22. 你最不想改变什么？

为什么？是你太固执、保守抑或是懦弱吗？是你没信心改变吗？是你觉得这东西太珍贵而不能失去吗？很多人的答案都跟他的执着和"死穴"有关，譬如说不想和他分开，不想改变自己的思想，不想改变现有的关系。这条问题，跟下面第28条"最怕失去什么"可以一并对照，看清楚自己的盲点。

### 23. 你最羡慕或欣赏谁？为什么？

很多人的回答都是他们根本不直接认识的人，如明星、名人，迷信自己感性的想法或别人的想法，依此确立自己的理想化模样，最终只会令你更不切实际，无法踏实地面对自己的问题。这条问题也可以看到你是否爱和别人比较，只看到别人的好而忽略自己的好。

**24. 你觉得自己最有价值或者最强的是什么？**

再进一步评价自己，不管你怀着什么样的情绪或遇到了什么难题，是否还能客观地找出和肯定自己的价值？

**25. 你觉得自己最无价值或者最弱的是什么？**

你是不是只否定自己，抑或是看到自己的弱点时，觉得非改善不可，连自己也无法容忍下去了？然后追问你："想改变吗？"

**26. 你能记起生命中曾经最快乐或最自豪的那件事吗？何时发生的？那时的自我价值是怎样的？**

接上题，与其看到自己无价值，不如公平一点，请从记忆库里寻找曾经的美好时光，仔细想想各种细节。别老是悲观，只选择看到负面的东西来佐证现在的不如意。瞧，你不是一样酷过、英勇过吗？

**27. 你对能改善自己的弱点感到乐观吗？为什么？**

很奇怪，我的经验是很多回答"不乐观"的人往往都是改善意愿较大的，反而是回答"乐观"的不少却是自以为是，还未准备好谦虚地去学习改善问题。你可以从答案预见自救的成功率。

**28. 你目前最怕失去什么？**

**这是每个人必须问自己的问题，人生必须问的核心问题。**你在每个人生阶段都应该重新问自己这个问题，答案肯定都不一样。所以，这个问题的重点是"目前"你最怕失去什么。可以再追问的问题是：其实你到底有什么是不想失去的？那些东西是你自己建立的吗？属于你的吗？真的拥有的吗？抑或是根本没拥有过？

最经典的答案是"最怕失去他的爱"。事实上可能你们曾经真爱过，但"目前"他已不再爱你了，你还说什么最怕失去他的爱呢？早已没有了。抑或是你连他的躯壳也害怕失去？**当你不曾或不再拥有时，谈不上失去，连害怕的机会也没有。**你看自己多贫乏，请让自己先富有起来，给自己可以失去的机会再说吧。

有客人回答："我怕失去现在拥有的。"追问下，原来是怕失去爸妈，没有其他。她的毛病是焦虑自己一无是处，找不到工作，"死穴"却是懒惰和依赖，不想长大。她还没有开始成长，什么都不是靠自己建立的。她现在大概唯一拥有的不过是家里不用她负责和独立而助长的任性。

重点不是失去，而是看清楚自己到底真正拥有的是什么。哪些应该珍惜，哪些应该放手。

### 29. 你有吸烟、饮酒、暴食、吸毒、厌食、暴力、割手腕、自杀等自毁倾向／习惯吗？

进一步看自己有哪些不良习惯导致或助长了目前的困局。每项尝试或习惯都有不同的处理方式。

### 30. 你是否经常需要身边有人陪伴？

很多人回答"是"。这些人较难和自己相认，很难看到自己的真面目。道理就像你和别人一起走路时，若完全依靠对方找方向和认路的话，下次你独自走时会较难找到方向，这是依赖的代价。

### 31. 你最喜欢做的是什么？有什么兴趣？

当你列出自己喜欢的，而且兴趣颇多时，你可能较能看得开，放得下，因为兴趣还是蛮多的。它们可以帮助你分散执着的力度。但同时又可能因为兴趣太多、太杂，而不够精，会令你难以得到满足感而发愁。没兴趣怎么办？不打紧，可以寻找那些你不抗拒的事物培养成兴趣，关键是找到能共振的人，陪你发掘这个兴趣。或者你决心享受孤独，踏出一步体验那未知的风景。**别想那么多，介意那么多，偌大的天空便是你的**。

拥有兴趣有什么好处？好处可真多，譬如可以打开更多改变的可能，尤其是在寻找新的事业方向时，你的兴趣可能会变成"转机"，可以创业，或者成为改行的筹码。在你情绪病严重时，投入兴趣里，它随时是救你命的良药，譬如唱歌、瑜伽、跳舞、弹琴等。动一动，坏情绪便消散。

### 32. 你有知心朋友可以倾诉吗？你的人际关系好吗？

你有多无助和孤独呢？你有多自闭或自足呢？**其实真的没什么，观看从来只需要一双眼睛和一片丹心**。人际关系要看缘分，也看你发出的振频是吸引还是排斥，学习自处是成长的关键。在人面前少说不好的话，少惹是非；在自己面前，亦可和自己知心倾诉。

有人自认人缘很好，朋友很多，可以倾诉。不过反而被众多不三不四、不正确的意见或评论影响他对当下问题的判断。

假如你没有朋友可以倾诉，而你需要找个聆听者的话，应该找善良、正气的专业辅导人员或治疗师，因为朋友或爱人有时会无法帮你深入探讨问题，听不懂你。

### 33. 你想告诉我你未曾或甚少向人透露的隐私吗？为什么？

这条问题是来透视你的。你回答什么都不作数。在面谈的当下，你的现场表现和我的侦测查问，往往能找到你隐藏的秘密。即使你已回答没有，或不想透露，也只是在告诉自己有很重要的东西不想再多看一眼，不想被知道，心中有千千结。**秘密越多的人，越多暗黑的隐藏，心怀愧疚或惧怕，难以光明磊落、活得从容。**

这里再一次喊停，提醒你，是否还有什么不敢说，想遮掩？隐藏的理由是什么？有客人真的被提醒了，才想起原来一直有影响甚深的隐私无法说出口，也有客人说，觉得已不重要了，也有人突然在这里爆发了压抑的情绪，滔滔不绝地把那个人生缺口说出来了。其实内容是什么都不重要，重要的是解开心结，把光带进暗黑的心坎，你终于自由了，一切便会好起来。

### 34. 你曾被性侵或虐待过吗？

不少人已于33条回答了。这可是构成你自我否定的根源。也有人曾经有过被性侵的经历，影响日后对感情的投入和信任，或者被亲人或爱人虐待，活在焦虑和恐惧却又放不下的矛盾中。

### 35．你还想告诉我什么呢？

走到这里，把过去、现在都翻看了一遍，有些话可能我没有问但你想告诉我，让我多了解你的过去或现状，譬如有人会补充告诉我他的宗教，他最近在学什么，或者趁最后机会喋喋不休地尽数伴侣或家人的问题，还贴上最近跟他们的对话截图，好像生怕没有机会，于是尽情倾出。也有人像刚洗涤了一生，感到轻松很多，跟我说一声"谢谢"。

### 36．现在你对自己的问题有新的观感、判断或补充吗？

同上。有人所谓的新补充，不过是重复旧账、旧想法。也有人知道需要修正最初认为的问题，重新定案，因为开始回头看到自己更多，不只张看别人。

### 37．你对这次自疗咨询抱有多大的期望？

给一个期望吧，即使没有多大期望。没有多大期望吗？也不坏，反正改变不是靠期望达成的。

### 38．你能为自疗付出什么？

看你是真心还是假装想改善自己，跟自己相认。有人马上喊穷，说除了金钱外都愿意付出。啊，把钱看得真重，通常这些人什么都不肯付出，包括重新调教自己的健康、作息时间和决心，总会找上一万个借口告诉自己做不到、来不及了、不行、都试过了（在说谎啦）。有趣的是，更多的钱却早已花在问卜、算命或美容疗程上。计算是你的"死穴"，可你却不是聪明的投资者。

有人言之凿凿说愿意付出一切，原来是看漏了两个重要的字："自疗"。噢，不是问你为达成心愿可以付出什么啊！假如你是执迷于那个不能改变、不想失去的东西上，那便不是自疗，而是自虐。你将要付出更大、更沉重的代价啊！

**39. 你明白自疗的重点是改善自己而不是改变他人或命运吗?**

你最好明白。

**40. 你明白治疗的重点是学习自疗而不是依赖谁吗?**

你也最好明白。适当的依赖是无可厚非的，但要适可而止，不要像小孩一样什么都先确定不会错才行动。错也是一种经历和成长，你需要的是学习独立的勇气。

**41. 你明白自疗的路很漫长也不容易，但你会坚持努力尝试不后悔吗?**

告诉自己你愿意吧。没有比这更大的自爱心愿了。

**42. 你已下定决心改善自己吗?**

这是最后的提醒，你要认出自己，看清楚发生在自己身上的一切，才能活得自在。愿你有决心改善的志向。

**43. 你愿意爱你自己吗?**

有人回答"但愿我愿意"，有人答"我很想但……"，有人说"我不懂"，有人索性答"不"。没事的，一步一步来吧，从认出自己，看通透开始。

答完后，请闭上眼睛，由衷地向自己说声"谢谢"，因为你愿意踏出自爱的一步，你潜藏的爱的力量将因你的开放而驿动。请感谢自己，让自己有机会重新呼吸。你现在应该对自己的理解、看法、观感有了新的角度，更立体地看到自己，有机会较全面地发现其他问题，修正自己的困局，重设处理的方向。事情开始变得不一样，你也开始变得不一样。

## 我的疗愈风格是这样的

每个人都有行事风格。这是我的咨询风格：

假如你是在香港（我的居住地），我会在一个舒服的地方跟你见面，让你觉得像是和朋友聊天一样轻松。

如遇上非常时期如疫症流行，抱歉我只做视频咨询个案。

香港以外的客人，可以通过脸书或微信的视频功能，迁就时差便可以。

我会向你深度查问，详细分析你的状况，教你处理和改善自己的方法，帮你看清楚自己。

你必须明白治疗的核心是改变自身，而不是改变其他人或者命运。

我重视整合式（integrated）的生命管理，问题不会只集中在某个你以为的片面问题上，或你指定的那个困局里。我会让你重新细看自己的人生，看你做过什么令身体和情绪走到今天的模样，然后找出能扭转现状的关键方法。

　　我的作风如我的文字，一针见血，直指重心，帮你找出盲点和"死穴"。你要有心理准备可能会听到一直回避、拒绝接受的个人评价或分析。假如你的面子特别牢固或自尊心特别脆弱，不能被良心批评，或只想听顺耳的安慰话，也许其他疗愈师更适合你。

　　然后，我会量身定制短、中、长期的自疗方法和功课，你必须决心尝试和实践才有效，不然，见面只是抒发情绪或变相依赖，后果会是负面的，也是浪费彼此的时间和精力。

　　死而后生。决心改变自己是重点，我们都没有更多的时间去浪费。

　　我会按实际的需要，当场替你做清理及重整能量的音叉治疗，或做针对性的专业级芳疗油自疗示范。

　　在一般情况下，只需要安排一次见面便已足够，你会得到深远的帮助，剩下是靠你每天实践、自我调教的具体功课。

# 5

糟了，
原来替自己判错症

## 你可能是自我分析控

我不时会遇上这种人，偏爱自我分析，自以为较常人聪明，分析能力强，没有任何人哪怕是治疗师能比他更"清楚"自己的问题，所以喜欢为自己"判症"，做自己的心理医生。

不过，有能力看"清楚"自己的问题，不代表也有能力改善。可能他们只享受判症思维的快感，对于医好症状却不感兴趣。这种人，难搞啊！

或者相反。有些人并不觉得自己聪明，也不一定确信自己的判断，可偏偏习惯为自己的问题判症，尤其是性格。可能玩过太多网络心理测验，玩着玩着便当真了，喜欢发现"原来我是这样"的结论，像有点已得到救赎的自我安慰感，或若无法为自己的性格安一个标签和定型的话，便是一叶无法靠岸的孤舟。这种人也难搞。因为他们和上面说的"聪明人"一样，终归被自己定型的角色局限了，难以活出全新的自己。

我确实遇到过很多这样的人，预先为自己的性格或情绪障碍定格，病名越复杂难明越有意思，说患上什么"习得性无助""余光强迫症""未分化精神分裂症"等，迫不及待告诉我他们的心理病"身份"。令人惊讶的是，他们大多只是从网络或书本，甚至电影故事里认识到这些病名，自行对号入座而已，从未经专业诊断过。欠缺安全感，需要被确认，害怕无法被归类的离群感，难怪需要加入那么多网络群组才会感到自己的存在。平凡的人生需要戏剧感，我们都想当编剧。

本来，假若他们对自己的判症是正确的话，倒是没问题的。可由于他们不懂得看通透自己，却喜欢随便抓住道听途说的、看上去沾到一点心理学方面的形容词为自己论定盖棺，譬如你可能都认同甚至"确诊"自己有这些：自私、依赖、计较、没自信、脾气坏、渴求被爱、受童年阴影影响、介意别人的目光等，总不会出错吧。说白了，这些性格缺陷，几乎是所有人或多或少都有的。但请不要急于为自己结案陈词。

**性格本是多重因果的复合体，难以用几个形容词全面覆盖其版图。**一个常见的例子是，表面看来是自大的人，内里其实很自卑。

我见过一个个案：客人对伴侣和家人经常感到歉疚，她最终评定自己是一个"自私"的人。真相却是，她患有过度自责症，倾向把责任往自己身上贴，觉得所有问题都是因为她没有积极解决困难。这是心理病，令她老是在亲人和爱人面前心软，该分手却分不成，包庇身边人的恶，甚至把父母不幸的婚姻也归因于自己不够好。这可跟自私毫无关系。

错判自己（或别人）是普遍现象吗？是的，起码我的临床经验里满是自判或他判错误的案例。

错判可能是源于病态。这病态大致分为两大类：一是判断别人所得的快感；二是迷上被判断的存在感。

关于判断别人所得的快感，是通过分析别人的性格或命运，从中获取被肯定的满足感，或者满足了过"大师点评瘾"的欲望。反正众人皆醉而我独醒，自觉没有人比他更能看穿和看透一切，印证自己"优越的孤独"。他们有以下特征：

① 爱从别人的童年或过去的历史，推断别人不完整的人格，但缺乏严谨的实证支持。

② 只片面地分析童年某段经历，没有融合成长时期的经历和变化。

③ 通过否定和更正对方来确定你比他能看透，能看到不一样的他。

④ 自觉看透，知道别人的秘密和深层矛盾。

⑤ 停不了口，上瘾一样兴奋，不断挑逗对方，忽略对方的感受、承受能力和真正的需要。（参考第一章提及的"爱给意见"说话习惯。）

关于迷上被判断的存在感，是迷信和渴求被分析及判症，寻求被指点迷津。这些人多有以下特征：

① 喜欢占卜，上瘾一样经常求诊，要求复诊，抗拒靠其他更积极和努力的方式解决问题。

② 喜欢被点评，尤其渴望听到高人给自己带有神秘色彩的判

语，渴望跟一个不凡的自己相认。

③ 喜欢被定型、贴标签、诊断，没有安全感，害怕被孤立，希望能靠近主流，不想被遗忘或忽略，甘于当弱者。

④ 没有主见，逃避有主见的人，不想负责任。

⑤ 逃避处理和面对自己的问题。

渴求判断的和迷上被判断的，正好凑成互相依赖和需要的好组合。自大者更自大，自弱者更自弱。

注：建议参考我的前作《爱在136.1》。参考本书第二章"检阅自己"篇的"调教自己：训练仔细"部分，阅读更详细的相关论述。

## 判错症影响深远

错判的性格只是一个形容词，可错判的自责却影响深远。

有一位客人，她常年否定自己，判定自己的性格缺陷是"很介意别人对自己的看法"。

她患有严重的尿频和尿闭症,已超过二十年。我在追溯病源时,发现原来是小学时有一次老师不让她在课堂中途上厕所,她只好强忍到下课才敢去,却已忍过了头,排不出尿了。为了避免在课堂中途再度尿急,不想被老师和同学们嘲笑,她强迫自己每堂课后一定要如厕,即使不急也要迫使自己一定要挤出尿来。一直到上大学为止,膀胱在长期受压迫下出现了问题。后来结婚生孩子了,病情严重到需要植入仪器控制膀胱机能。她感到非常绝望,觉得自己是个没用的人,败事有余,为家人添负担。来找我做个案时,她一味责怪是当年自己"太介意别人的目光"所致。

我为她平反:"哪个小孩会不介意别人嘲笑自己上课时尿急?因为大小便的事感到丢脸不是人之常情吗?大人和小孩都会这样不是吗?而你事后尝试想办法解决问题,不是很积极吗?有错的话,也只是因为无知,用了不正确的方法,不是错在介意别人的目光。你应该为此肯定自己,不是自责。你要分辨你的判断是否合情合理,而非替自己掩盖罪名。"

她明白后大大释怀,愿意学习我教她跟膀胱修好关系的自疗法。

## 原来是你不舍得

有些客人却相反，被揭发错判了性格后很挣扎，虽然明明是想求真相和改变人生才来求助的。可他们最终还是不想放弃自己的判断，实际上，应该是"不舍得"。恋恋不放的原因，是因为困在之前的性格缺陷里已经够累，现在又要去面对另一个自己可能更难受。重新接受一个新的自己很困难，意味着要加倍努力去适应和冲破"死穴"。累上加累，可以求舒服一点吗？

不过，还有一个更大的障碍。

假如你原有的性格判断只是为了找个躲避的安全岛，为自己的不长进或不成功找借口的话，这可是更大的"死症"。瞧，多少人因为自判了"因为缺爱所以渴求被爱"，以致拒绝付出，只想得到被爱的满足？

又有多少人坚决为自己确诊"受童年阴影影响"而理所当然地自觉还在阴影里，所以不想长大，际遇不好都是父母欠他的。

明明是优柔寡断，懒得自理，喜欢依赖女性，却喜欢被确认为患有什么"恋母情结"，所以无法对女朋友投入感情，也不愿意为她努力上进。丢不丢人？

举几个一般人替自己判错症的普遍案例。

## 案例一：没朋友不一定是社交障碍

她原以为自己有"交友障碍"，要么知己或老友疏远她，要么难以融入人群，交不到朋友。

曾经有一"知己"善于交际，特别喜欢带她去参加活动，眼里全是人脉。她去了却不舒服，那些圈子不是她想融入的。知己埋怨帮她拉了关系，她却不珍惜，最后疏远了她。她感到难过，问我是不是她的问题。

其实问题可能是这个知己有"介绍瘾"，像很多大妈一样，热衷散布购物情报和拉团购一样。这种朋友关心你真正的需要吗？你不搭理她便和你断交，这种朋友是真朋友吗？

她的另一个"知己"是其大学同学，以前总是和一班同学相约聚餐，可近年她们私下聚餐不约她，她又质疑是不是她的问题。细问下，原因很简单：一来亲密高峰期已是十多年前了，人会变；二来她们近年聊的话题跟她格格不入，聊名牌和追剧她都没兴趣，聚会时她不投入，大家自然不想叫她出来受罪。没有谁错了，为何要固执地不放不再投机的朋友呢？

"我想交朋友，但总是交不到。"这可能不是你的问题。

假如不是你把所有的门都关上，便是缘分的问题多一点。有些人太恋旧，活在"本来好好的，为何现在都变了"的惋惜中，困在"一定不能和好朋友分开"的难过里，活得像留恋幼儿园同学而不想升小学的孩童，是不是幼稚？人会长大，也会变。

**交友重质不重量，要增长"没有"和"放手"的智慧。**

话要投机心要近，能交到和自己志同道合的朋友，一个已足够，随缘就好。

## 案例二：原来是你太不屑

她自觉不幸，遇人不淑，工作际遇不好，受过母亲虐待，长期被情绪问题困扰，社交能力差、朋友不多，受到宗教思想的影响，满脑子都是罪恶感。

她把一切归咎为自己"不幸"。我带领她逐项细看清楚才定案。细看经历后，她承认一生算幸运，身边确实有善良真心的好朋友。虽然以分手收场，但总算有机会经历过几段恋爱。工作是所学的专业，在逆市中还有固定的市场，只要稍加努力考取难度不高的资格，便不难找到比现在更理想、收入更高的工作。

至于童年被母亲虐待的经历早已过去，现在有宠爱她的家人，只是家里常年经济困难，有时需要她来负担而感到压力和不快。理性上，她知道所经历过的都算不上是大不幸，可还是执迷于不如意和恐惧"得不到"的心病中。

我收窄探查范围，从她认定自己的社交障碍属于"不幸"入手，查探详情。她很想扩大社交圈，想加入某些朋友圈，朋友越多越好。我问为何？她说因为寂寞，朋友多便不会寂寞。我反问：

"需要不断见朋友，不断说话，不能自处的人，不正是因为见完朋友后还是寂寞难耐吗？"多交朋友不是解决寂寞的方法。

　　具体一点吧，我问："有朋友后你想和他们做什么？"她说想朋友陪她做各种活动，如逛街、吃喝、爬山等。我问她已有这些朋友了吗？她答"有"，但嫌"不够"。

　　啊！像家里必须堆满东西的人一样，害怕独处，不知足，不珍惜。身边就算有人陪伴也会嫌不够，无法享受当下，怪不得常年活在"欠缺"的焦虑和恐惧中。

　　一目了然，"死穴"就是一个字：贪。

　　继续侦探式层递追问。"既然渴求加入朋友圈，想多交朋友，为何交不到？"她说不是没试过参加活动，但害怕要单独和不是很熟的人相处的时刻，不知道应该说什么话，无法投入。我马上提议了"基本交流三步骤"：一是先用礼貌的问候打开话题；二是按对方的回应伸展话题；三是就地取材，由所在场地、环境的条件或特性开拓话题，如问对方觉得场地提供的食物如何。她想也不想便说："这些话题多无聊啊！"

　　"你好吗？"这句话，谁不觉得相当无聊？却是各个语言文化都普遍使用的开场白。这句话的意思不重要，重要的是你说时的语气和展现想亲近对方的笑容。既然交友的目的是"找人陪你"，不让你感到寂寞的话，请你付出，找话题，喜不喜欢好歹也说两句。未播种子便要求发芽，第一次见面便要马上击中合拍的话题才不算无聊，是不是太苛求了？投机，是在怀着友善、愿意靠近后的关系里出现的，不在初见面那3分钟，别告诉我你只想碰上一见如故和一见钟情的缘分，那么还是请你回家休息吧！

她的所谓社交恐惧症原是错判，真正的病根是自傲和贪婪，没有重视摆在眼前的人，不想经营关系，连一句平凡的问候语也嫌无聊，不屑说出口。

不是没有人喜欢她，而是她先挑剔和嫌弃，以害怕为借口。不屑的人哪会有朋友？她还愁没能再恋爱又是不幸。一个寡言被动、无表情、终日怕"不够"的人，能给人恋爱的幸福感吗？

不知足便是贪，贪是死性，令人堕落，甚至走火入魔。害怕社交不一定因为情绪问题，更多的可能是潜藏的贪念和不屑造成的。你要什么，便得付出，走出第一步并不难。**害怕不是借口，不屑却是心魔，别自编自导愁独的宿命。**

## 案例三：你真是人家所说的那样吗？

她请我帮她调教"发脾气"的习性，她满以为是自己的脾气不好令男友提出分手，细问下才发现不对劲。所谓发脾气，原是她在不认同他的某些行为后想表达的想法而已。

譬如男友喝醉酒后没有回复她的留言，她不高兴，不只是因为他没有回复，更多的是他不时喝醉对身体不好。事后她声线平和地提出："可不可以不再喝醉酒，然后不回复让我担心？"其实女性较易闹情绪，能以不激动和非怒飙的方式，向酒醒后的男友表达想法和感受算是难得，已给他面子了，可反被指责为"发脾气"。

她的思考和分析能力较低，看不透男友对她的批评源于他自知闯祸会得罪她，却羞于正视和善后，觉得被她抓到把柄没面子，潜意识里想逃避问责，于是启动了淡化和转移罪责的机制，"觉得"是她"又"在黑脸发脾气。由于她总觉得男友比她强，没能力否认便默认了。

当你的分辨是非能力和思辨能力弱，或者过分在乎所爱的人时，容易被对方对你的评价左右判断力，把问题归咎于自己。很多人失恋、离婚后，明明双方都有错，却把责任全归咎于自己。假如你去求医，治疗师马虎，没有替你检测清楚，便依你所自称的病去医，给你开药，你便会被误诊，吃错药。怪不得你的问题老是调不好，走不出困局。你没能力看清楚自己，别人又为你判错症，可以想象后果有多严重。

**你不一定是人家所说的那样。**

别人对你的判断，很可能只是他们自我投射的暗藏盲点，或者不过是表达失当的结论，不要照单全收，否定自己。

## 案例四：败在自我否定

她总是觉得自己很失败，觉得总是不断被上司或朋友否定。

我让她细数过去失败的具体例子后，问题便很立体了：她根本不是如她所判断般失败，多年来，她只是试过一次被一个不讲理的上司挫过锐气。也只是在其中一个自大狂的朋友面前被否定过而已。在我跟她对谈的过程中，她表现得蛮有自信，脑筋清醒，明白事理，拥有才华。可她错判了自己总是"被否定"，结果花了很多年也走不出这个阴影，变得阴气沉沉，头也抬不起来。

另外，她有一个很大的犯错心结，便是困在后悔的情结里，觉得是这个错影响了她的恋爱命数。被男友抛弃后，她把责任全归咎于自己，自判的罪状是："一定是我做错或漏做了什么才会令他嫌弃我。"她深信假如早一点知道错在哪里，会马上改过，结局一定是能挽回他。可真相却是她没有做错过什么，她一直为男友做了很多，照顾周全，只是对方变心了，移情别恋。而因为这个虚构的"错"觉，她一直自责到无法再恋爱。

**我们都希望结局会不一样。**能扭转结局的方法，是要学懂看清楚自己，认出那个对的人后，对的路便在前方。别找错车站等错车，去错的目的地。

认出真正的自己，便不用被原来的困局束缚，跳出来，局面不再，结局也会不一样。

下面重点详谈一个重要的错判后遗症：对原生家庭判错症。

## 错判父母原是躲避成长的责任

这是非常重要及普遍的错，广传于子女间。

起码有一半客人都抱怨得不到父母的爱，埋怨被抛弃、虐待、痛打、不理解、找出气、重男轻女不公平等，自觉"因而"形成现在某些心理障碍和遗憾。

"都是父母的不对"，令你生成目前的心理或性格障碍，这种说法，只是替自己的懦弱找个躲避的安全岛，为不长进或不成功找借口。你把责任都推到他们身上，穷尽一生想摆脱他们。

重点是"摆脱"两个字。

为什么每逢提及父母，子女们总是小则微言，大则恶评？普遍的埋怨是他们偏心、啰唆、功利、贪心、势利、自私、落后、懦弱、固执、守旧、老土、愚昧、自大、独裁、霸道、不讲理、管控欲强、脾气差、不聆听、不公平、不够爱、不认错、不体谅、暴力狂、虐待狂、要面子、没文化、不给空间、不尊重隐私……噢，没完没了的清单。这些指控，似乎已建立了普遍的"父母原型"。

这对父母是不公平的，虽然你未必知道。正如父母对子女的指控其实也相差无几一样，他们也未必知道。嗯，毕竟是一家人！

**两代之间隔一层玻璃，撞击易碎，一抹自了然，彼此原是互**

相对照的镜子。

我见过非常多的个案，他们都埋怨父母是导致他们目前的际遇、性格障碍或情绪困扰的重要祸端，能抵赖便抵赖。

**我同意不堪的父母能毁掉子女的人生，但我更相信进化的子女能改变自己的命运，只要他们愿意承担本属于自己的成长责任。**

**可惜退化的子女特别多。**

当你总是想着摆脱父母时，你将永远跟他们纠缠不清，结怨结仇，希望他们改变，否定对方，也否定自己。

现在的你或多或少都受父母的影响，可夸大了他们要负的责任，你便只剩下埋怨。埋怨是最粘连的关系，正是你想摆脱的反面。你无法成为自己，不是因为有个属于你的自己，而是你不能从父母的关系中挣脱、接受、放手，然后自由，关系再好再坏都不再干扰你。

**想改变父母是愚蠢的，正如相反也一样。彼此想改变对方终会各自生出抗体，互相不敌，白战一场。你无法改变角色，你确**实是从他们而来，你的生命源头是他们。

你的身体、体质、性格、价值观、才华、缺点等都来自他们，由你发展和改变。所以你的功课很重要。

**否定原生家庭的人有一个特质，会同时否定自己。**

譬如她，活到三十多岁，还是经常问："为何我要生在这个家庭里，拥有这样的父母和家人？"她一直在挣扎，不愿意接受现实，常说别人的父母不是这样的。原来她不接受父亲失业，捡废纸，不工作，子女多，羡慕其他人的父母。这是何其幼稚的想法。她没看穿的真相是：每个家庭都有难以言喻的困局，人家看来很幸福是人家修来的福，你无法靠希望成为那样而变成那样。她的问题当然是同时一直在否定自己。自卑、胆怯、怕失败、怕被嫌弃、怕得不到幸福，却没有努力充实自己去争取、去修养。

别幼稚，别否定你从父母那里来。你可以选择勇敢，接受自己哪些地方像父母，才看到自己天天埋怨和否定他们所做的事，你其实比他们做得更不堪。瞧自己活得多可笑。

你也要认清楚一个事实：**父母对你潜意识的影响可以很深远。**

因为他们的一句话，可能无心，可能背后有解不开的缘由，你却记住一生，内化了，成为合体，变种成为你，造就了你的人生大困局。

**你没看到他们，也没看到自己。否定父母等同否定你自己。**

## 要体谅和拒绝不能接受你的父母

有这样一个关于母女情结的个案：她从小面对母亲的苛责，

不可反驳一句，相当压抑。母亲总是把她说得一文不值。她跟家人没有情感交流，甚至不知道自己是谁，感觉像浮游的水草。后来试图在电话里跟母亲聊天，问她这么多年为什么要这样对她，母亲说她也不好过，再追问她，她便不说话了。

又隔一年，她再问母亲为何这样对她，母亲说："你是我的女儿，我想怎样便怎样！"她觉得世间所谓的母爱不过是如此虚假，因爱之名可以随便对子女为所欲为！可是她心里有个结，觉得人终需有根，如果她不被家里接受的话，到头来一定会加害自己将来的孩子。她问："到底是应该把自己调教到跟她一样，还是依着自己的意愿和想法过生活？但是后者感觉没有根，很容易被摧毁。"

她觉得自己的根已腐朽，甚至想学母亲那样，冷漠地对待别人和自己，可还是很担心会影响她的后代。她说："素黑，我看过你的书，明白你说的一个人无法接受自己也会无法接受他人，我该如何面对母亲？"

我们都受原生家庭的影响。

当你不自觉地否定自己和家人，用长长一生和他们划清界限、断根，你也会对自己的人生断失方向，总是不知如何适应这个世界，也不懂得如何处好亲密关系，内心充满挣扎和不安，经常觉得没有人了解自己，自己和自己对着干。

**假如你不能被父母接受，而你暂时无法接受他们的话，请以**

体谅和拒绝来回应。**体谅他们不懂得爱的力量，拒绝像他们一样的爱无能。**

　　**别执着要父母改正缺点，你只能修养你自己。这是你能为家人、自己和下一代做的美事。**

　　让爱停止一切伤害和软弱，让无知的伤害因为你的原谅而溶解，一代新生命才能正式开始，家族的命脉才能向前多走一步。

## 父母只是带你出生的使者

　　父母不够好是很多人认同的想法，就如伴侣不够爱自己的想法一样，但这并不应是你活不好的充分理由。

　　父母不一定能确保子女健康愉快地成长。你可以埋怨没条件、没能力便不要生，不负责任！对，但就是生了又能怎样？你能顺利长大已经算幸运，只是幸福感不够，但幸福感能由其他源头培养，不能全盘要求父母给你。

　　韩剧里有一种角色叫"阴间使者"，是带领你离开人间的中介。严格来说，**父母只是"阳间使者"，带你来世界，完成任务后你便是独立的生命。**想怎样活，遇见什么，变成怎样，都不能要求他们为你提供或完成。有些生物受照顾到长大和独立，有些一出生便被遗弃或放逐，有些甚至被至亲杀死。他们没有埋怨或自怜身世，默默地靠自己找生存的路。看来他们比我们更有智慧，**清楚生命的本相即自生自灭，没有更多，活着已是好。**

父母只是带你出生的使者，你无须也不能对他们要求太多，不然只有痛苦，一生难以解脱。

再说，你们不是交易关系，没有讨债权。同样，父母也无权要求你应该对他们怎样，回报什么。若问为何要带你来这个世界，不是问他们，应去问老天。

要求父母"必须对你好才可生你"是不对的，因为他们认为的好跟你认为的不一样。无能力养大你，交给别人养便是对你好，你长大后却怀恨被抛弃。要赚钱养家不能多陪你，你又怨他们不负责任。

父母的责任到底是什么？是带你来，尽量做好。

大概世上没有哪种生物，能先确保把你养好、保护好才"决定"生育，这不是生育的本质。父母大多没准备好，不尽清楚责任，无法保证有优良的成长环境便生了你。说是天职也好，是上一代给的压力也好，是他们觉得很爱你也好，都是废话和借口。**父母并不无辜，无法自辩生你不是一厢情愿，要负责任也负不起。**生下来后逐一解决难关，边学边做，边错边改，再错再抓狂，甘苦自己知，结果难以操控，便是父母与子女的共业命脉。

若父母尽心尽力待你好，但不能理解你，不能给你温情，还拿你出气，没给你面子，要你千依百顺才是"对你好"。好吧，假如你觉得他们对不起你，请反问自己，若角色调换，客观条件一样，你能绝对做得比他们好吗？别轻松回答"能"。我敢保证，你多数会比他们做得更不堪。若你已为人父母，自然心知不敢轻松回答"能"。再说，你自觉对谁够好？他们都没有埋怨过你吗？你委屈吗？将心比心。

**做父母难，做子女也难。请放下仇怨，本来彼此都是借对方学做人，没有谁比谁有理。**

**自生自灭原是生命最崇高的境界和道德。不干预，不强求，不抵赖，对自己的生命负全责。**能修养出爱很好，不能也不是错，别勉强，良心自会告诉你。含恨才是你的敌人，不是父母。

父母无法给你的，你自己给自己。

父母已造成的不幸，你承诺不要给别人。

父母曾犯的罪行，你打死也不要复制。

父母给过你的好，你也要对他们好。

有一种爱是你想要时先付出。想别人爱你，你要先爱别人。无法做到？那想也不要想，先学习怎样去爱吧，等谁来爱你是愚笨也是找借口。

**你不用无条件认同父母的所有，**不用包庇他们的不是，要学习分辨是非，走出自己的原则，不被他们左右，但不要用对抗、敌意的态度对待他们。你可以问自己："为何我的父母是他们，而不是他人？上天要给我什么信息？"先回头看自己现在的模样吧，看自己有什么不足，有什么应该知足和感恩，一步一步地改善自己，成为超越父母的下一代，让他们没有白生了你，没有剥削地球资源来养育你。

**父母与子女是吊诡缘分，互相亏欠又各不相欠。**父母没欠你什么，对你不好也不是他们真的想，就算是也只是你倒霉，可走运不是人权，不是你现在活不好的因由。猫一出生便被遗弃却没怨过谁，努力活着，带给人温暖。生命本如是，何苦恨谁负了你？

当你明白自生自灭的道理，爱才会出现，不再执着和强求，不等待被爱，不推卸责任，不求改变谁。父母只是给你生命的使者，要感受幸福是你自己的责任和修为。他们可以对你好，也可以不好，正如任何人对你一样。所有关系本如是，你可以遗憾，再多想便是自残。自由自决的人生，是肯学习面对不如意的人和事，对自己负责，不管发生什么，谁怎样对你。

人来此生是为受取还是给予？若是受取，哪来无穷资源讨好你？若是给予，各种资源包括喜乐才能繁衍。这是简单的开源节流原理，而不是哄你的心灵鸡汤。

你能给世界什么、要怎样过才不白活不浪费？每个人都是赤条条而来，也不能带走什么，来了莫问父母或谁应该怎样对你。自生自灭如爬山，天地悠悠，自寻喜乐，谨记带走自己的垃圾。

有功德很好，无贡献也罢，别来势汹汹、怨天尤人或咎由自取便好。

## 自修功课

（1）你不一定要认同父母，他们可以是恶人，会犯错。不要盲目信守愚昧的孝道。

（2）接受原生家庭关系，接受父母的不是，确认自己的不是，反省比埋怨重要，决心不要像他们的不好，感恩他们给你的好，包括养育、教育和照顾。

（3）尊重和接受他们是你的父母，在正常情况下应该尊敬，**他们没有欠你，没必要一定要给你你想要的那种爱。**

（4）**父母给的爱是你多赚的**（奖金bonus）。他们不一定要给你爱，也不一定懂得给予。换上是你，你也不懂。

（5）体谅父母当年的背景、困局和限制，原谅他们的不是，忏悔自己对他们的凶、不敬和无赖。

（6）有些原生关系很难调好，别强求，可能要等彼此都老了，时间不多了，便会自愿和自动处理好。别害怕遗憾，**接受遗憾也是成长的功课。**

（7）争取独立搬出来，父母也需要学习和子女分离，这是他们的功课。为此你要有独立自理的决心和毅力，不能依赖，不能懒散，磨炼坚强独立的本事，别一边埋怨一边又要靠父母。

（8）耐心训练接收和释放父母不中听的话。尝试假想父母的话是**外星语**，或者**一个你喜欢的音**，不回应能减少冲突，左耳入右耳出可能才是大孝心。

（9）别忘了，**老了的父母只是孩子**。你要跟小孩计较什么？

（10）总有一天你也会老去，愿好自为之。

注：建议细读我在《爱在136.1》第一章"为自爱做准备"之"肯定原生家庭"篇，了解更多关于自爱是肯定自己的根、父母的深层影响，了解母体的意义、下一代是为修复上一代的缺陷、如何修复原生缺陷的方法，以及如何从接受原生家庭成为自由的你等内容。

# 6

人有"五大死穴"

人生路上最常出现的路牌是什么？是分叉路和死胡同。

要不要离开？要不要报那所大学？要不要跟他恋爱结婚？要不要买这套房？要不要辞职？要不要把孩子生下来？要不要承担？要不要回来？要不要放弃？要不要自杀？……啊，决定不了。

这种情况还好，因为起码还有选择的余地。有时候，两个路牌根本是指往同一条路，选也不对不选也不行，譬如要不要打掉胎儿？要不要离婚？要不要做手术？要不要说出真相？

人最怕什么？是当你困在没有选择的洞穴里。没方法，出不来。或者根本不清楚你到底在哪里，越走越不顺，看不清前方。

**人最怕看不到自己的"死穴"，老是觉得问题在里面，原因在外边。**叹半生，人已老，心太倦。

五十年的阅人经验告诉我，**人的本性里有"五大死穴"：贪、乱、懒、蠢、执。**这"五大死穴"是阻碍我们看不清楚自己的元凶，也是制造伤害和世界混乱的源头。

你是哪一种？贪欲？混乱？懒惰？愚蠢？偏执？五项全中？

这"五大死穴"拥有巨大的杀伤力，足以令人家破人亡。不是恐吓你，这可是临床疗愈经验告诉我的现实。家破者，多是破坏了和家人或伴侣之间的亲密关系，导致分手、家散收场。人亡者，多是毁了自己或他人的身体和情绪健康，落得满身顽疾，不得善终。

认出自己的弱点在哪，"死穴"在哪，好修补、改善、积福、立品，停止伤害。


## 贪念


你的欲望是什么？

这是我在不同场合经常提问的一个"人生必问"题。

你好奇其他人生必问题是什么？好吧，举几个例子：我到底害怕什么？为什么我还不去死？为何我要生在这个家，拥有这样的父母或家人？我一生做过最羞耻的事是什么？假如没有明天，我现在要做什么？等等。

除了最后一个问题会在最后一章谈以外，其余的或多或少都已在此书提及或详谈过了。关于最羞耻的事，我会在另一本书里细说，或者可以从我的小说《如山、古树和我》中窥探一二。

这里谈欲望，看贪念。

你要认出自己的欲望是什么，便可知道自己的弱点是什么，防备纵欲后变贪的恶果，看到被贪念扭曲后的自己还可以多走几步，抑或是已走到死路边缘。

**欲望不是坏东西，它可以加速成长、进步，是令人不断向前的**

推动力。假如合理使用，推动向前的欲望是进步，能带来满足和丰盛。反之则成贪祸，令你失去自控能力，放纵去追求你想贪得的东西。你会退步，变坏，妨碍他人，失去更多。失败者甚至连贪欲的本身也失去，不敢前进，不敢夺取，无法得到，因而自卑、自怜或自责，自感怀才不遇，运气不济，上天对你不公平，怨气冲天……**很多怨气的背后因由不是谁负了你，只是你贪不起的恶果。**

譬如这个个案：她的心结是怪父亲重男轻女，把大部分遗产留给儿子，不打算分给她，竟然抑郁成妇科病。

她说："我曾经有一种受害者的感觉，爸爸什么也不留给我，却送了我两个肿瘤。"事实上，爸爸有资助她大半手术费，她也早已得到爸爸转送给她的一套房，那还埋怨什么呢？她不甘心没能平分财产，含怨、不忿、伤心、委屈，生病原是自招的祸。

她的"死穴"只有一个字：贪。她很惊讶，一时未能接受。委屈的明明是自己，没想到竟然被判是贪婪。

有什么不满意的呢？**父母的财产是他们努力或好命得来的成果，他们喜欢怎样处理都是他们的自由，哪怕是全留给一只家猫也由不得你说什么。有本事自己赚钱自己花。**有本事的人没心结，不求人，不亏欠，心安兼理得。

还有一事你要懂：**有些财富不是你能承受的，受了便得付出代价，哪怕是赔上你的健康或生命。**上一代的财产跟你没关系，你能继承也算是横财。要知道很多人无福消受横财，因为它的气场不正，来源可能不干净，振频可能跟你合不来。若你的家族财产注定要落或"败"在某些亲人或外人手上，请不要插手，让它花光便好，家族的劫数得以消除。这不是迷信，这是承担压力的科学。有一种力学叫"反作用力"（reaction force），**所有的贪都是要对等奉还的**。

另一个个案：有一位打死不肯离婚的女客人觉得很委屈，理由跟感情无关，不过是她不满丈夫没有留给她她所贪想的财富。但事实上，丈夫的财产早已被她胡乱投资和病态购物败光了。到底委屈的是谁？

说白了，多少人的不甘心或委屈，不过是因为贪念。

"五大死穴"中，贪念是最为人心照不宣、羞于否认又不敢正视的"死症"，智者和蠢人都心中有数，鲜有贪而不知，只有贪而不认，没有什么你不知道的秘密，这里无须长篇立说，请好自为之。

## 混乱

乱有很多种。

乱了的气导生情绪，衍生怒气、怨气、脾气、晦气或其他动气的负面情绪。处理和情绪相关的症状如疲累、失眠、便秘、肥胖、身体堵塞，或放不下、自我否定、焦虑或压力反应等的方法，已在第三章介绍过，譬如铜磬先定后静声疗法、"子宫能量扎根法"、针对性的芳疗油、正念呼吸、穴位敲打、调整呼吸等。

还有言、行、想的混乱，已于第一章及第二章谈过。我们总是觉得问题都在对方，是对方看不透你，不明白你，不谅解你，却不知道其实是自己混乱兼胡乱，自困在很多盲点上，看不到自己。

又譬如沟通。很多人都会问："为何他老是不听我的？"问这问题前，应该先反问自己："我表达清楚了吗？"我们都以为自己已听清楚，讲清楚，但往往跟事实不相符。有些人（尤其女性）的思维模式倾向跳跃无章，说话欠条理，主题飘移，主语不清，时空折叠，外星逻辑，自相矛盾，短暂记忆，感觉主导。跟他们对谈，通常会因为"感觉"不协调而引起双方的矛盾和争执，总是觉得你不听他们的，你也渐渐不想听，然后便是两个人的独白局面。

争执时，总有一方觉得很委屈，譬如明明自己很愿意去沟通，想搞清楚事情的真相，却被拒绝，得不到效果，以为陷入一个所谓的沟通困局里。事实上，矛盾往往不在沟通意愿里，而是你的表达方式混乱了，可能反映出你的想法本来已混乱。你应该先理顺想法，或者先闭嘴，不要先喷话。

想法混乱的人生活容易凌乱，感情关系也乱，自我管理能力低，欠缺清楚条理的训练。也有碍于智商、惰性或纵欲的影响，会不思进取，放纵任性，懒得改善自己。无赖者甚至还会说："做人难得糊涂，什么都清清楚楚，巧费心思，这样活着很累啊。"面对无赖，只好无言，庆幸自己进化了。

混乱会出现在情绪、思想、说话、情感、生活、观点和原则上。越是容易混乱、分不清是非对错的人，越需要学习做自己的侦探，仔细检测自己的思维，想清楚问题，问对的问题，譬如你问："为何我老是得不到认同？"你便要先翻阅被否定过的经历，看其出现的频率，再看是否可能不过是你太介意别人的评语，自我否定多于不被认同。

思想和说话混乱的人，请训练思想和表达方法，可回到第二章去学习。

生活凌乱的人，请回顾第二章，学习如何看自己正在做什么，曾做过什么，没有做什么，找对方向，重组生活。

情感混乱的人，请修身心，补理性，做个情理兼容、平衡的人，避免随意地爱恨，更别在混乱的感情基础上决定生育，累己累人。我的很多旧作都深谈情感自处的内容，请用心细读，修养爱。

我看个案时，除了教客人处理情绪问题外，花时间最多的是教他们管理自己混乱的生活，这是我的生命管理学，仔细和清楚地从生活的基本管理开始训练，努力不懒，承担责任。

如何调教混乱？

举一个案例：她三十岁，单身，月入不少，没家庭负担，却失去生趣，情绪杂乱，受压时容易在公司哭。查问下发现她对生理周期极无知，已有妇科病症。教她用年历卡做每月的来经记录，再三提醒她不要用分页的月历，年历卡的好处是可在一页内能看全年的记录。这样，再笨的人也能清楚比较每月的经期差异。也可以把情绪状态标进去，譬如来经日标红色，坏情绪日标蓝色，好情绪日标绿色等，两者之间的关系便一目了然，找出好坏情绪的频率，是否跟经期有关，病症也可有条追溯，方能对症下药。

再教她重建安全感。每月零存款令她心虚，如果你问她"应该怎样花钱"是没用的，不如和她实时一起计算更实际。食物、衣物、保险、房租、交通、娱乐、学习、美容，以及其他，逐一算出必用金额，便知道每月可合理地存多少钱。啊！一看列表便恍然大悟，原来零储蓄是因为随性乱花没概念，清晰后便好控制，知道应如何调配花费。

再看为何花了巨款学习英语和健身还是没效果，而且都已聘用私人老师和教练一对一教授了。原来是表达和沟通出了问题，她事前没有向老师强调想练口语、想瘦屁股和大腿，也没有和老师预定能达到目标的时间表，老师当然不在意，甚至可能故意拖延她多赚钱。我教她把要求清晰地说出来，和老师商量计划多少天能达到什么效果，按此努力三个月，便知道是否应继续，抑或是更换老师，还是该放弃做别的。

改变自己，最忌不清不楚加上懒，必然没效果兼失望，加剧坏情绪。

还有一个个案：她没有钱财概念，不清楚把收入花在哪里，还以为每月应能储蓄五千元，那么一年可存六万啊！可看她已工作了好几年，只有二三万积储。于是跟她逐项细数开支，结果发现她真的月月光。

她有一个梦想，希望能装修已破旧的房子，让妈妈住得舒服一点。她说最少要二三十万。不是吧，只是基本翻新也要二三十万？我不相信，和她马上逐项算一下工程，结果算出十多万足够。再发现以目前她家人的经济条件加上她的帮忙，应该可以在三个月内动工装修，不用等她原以为起码要十多年才存够钱圆梦。她一直不清不楚，只花精力在幻想和遗憾，却从来没具体地计算过。她终于看清自己的混乱"死穴"：欠具体，没条理，光靠想象，焦虑缺钱，感到绝望。

**学习管理是治疗混乱的药。一个人的自我管理和规划能力，足以主导情绪和命运。**


## 懒惰


想看清楚自己的问题，寻找自疗方向的人，大抵有三种观念。

第一种是真心想彻底改善自己，虽然深知很难，也许无法一下子坚持所学到的方法，但还是决心想给自己一次重生的机会。这种人，能疗愈自己的机会还是蛮大的。

第二种是假求助，其实他只相信自己，谁都是自己的假想敌，这种案例谈不上疗愈，因为疗愈未曾开始过。那就不谈了。

第三种是心态"一半一半"，一半想改变，一半不想费劲，想用懒惰的方式，看是否能有改善问题的奇迹，譬如以为依赖其他人如伴侣、亲友、老师或治疗师，便能满足求懒多于求变的心愿。这种人，能改变的概率相当低。

**"难做到"是最常出现的护懒借口**。譬如有一位客人来找我帮他走出困局，我教了他很多方法后，他最后问："假如我都做不到呢？"这一问不是出于担心没能力做到，而是不够坚决，心里已经想逃了。他没有想过好歹也先试试做，懒惰至此，还有什么出息呢？可这种人不会觉得是自己的问题，偷想总会有其他更易取的办法能改变命运，也会想为何你们都误会我，不谅解我呢！这是极其懒、没动力的人，大概也是没得救的人。

惰性是你的"死穴"。

**"难坚持"是因懒惰而生的致命伤**，很快会回到原点，最终一事无成。

一分努力未必有一分收获，但只求安逸不愿意努力的人，别妄想上天开恩给你奇迹。你的失败不是上天并不存在的印证，而是即使有上天也不会去救救不了的懒人。

曾经有学生跟我讨论："为何需要改变自己的本性才能改变困局呢？不能有更'自然'和舒服的方式吗？调教自己这想法不正是要扭曲自己吗？即使我明白很多道理，还是很难做到改善，很快便被打回原形。老师，除了你教的方法外，是否还有其他方法能让我改变和走出来呢？"啊！她的想法跟上面那位客人接近。

把"求变"等同于"扭曲"，把舒服放在第一位的人，是找借口的典型，是不想努力改变现状，只想寻求马上变好的侥幸心态。像在便利店选购零食，这款貌似不好或太贵，是否还有别的牌子呢？这种人，通常一生都在追逐换牌子，病情却每况愈下，没有认真找医师处理过，也懒得去处理。

还有其他方法吗？我想告诉你没有。不是没有别的方法，而是因为改变永远不在旧路上，别自欺，为贪懒挣扎找借口。

**"怕辛苦"是另一种懒，懒得付出，不想努力。**譬如她有一点精神问题，思虑过多，没主见，依赖兼迷信，一直在看精神科。她找过我做咨询，几个月后再来找我，说她的情况已好多了，但还是有时会乱想，又再度害怕，又嫌麻烦不想继续服医生开的药。问她是否做我教过她的情绪急救方法，她承认做过但没坚持，很多时候没动力。是因为做了没效果吗？她说"不，很有效"，然后归咎为外界条件不允许，如周边人太多不方便做。这也是理由吗？只是安排不善的问题，也是想偷懒和依赖的惰性。

想自疗的人，最基本的功课便是每天安排一段自处的时间做自疗功课。人多便回家自处，回家太吵的话便回房间，连房间也没有或太乱的话便到厕所去，再不行就到楼下的小公园去。总能找到一个小时段，一处小角落，看你是否愿意和用心找出来。若不想用脑不想动，指望别人指挥你的话，只好建议你住医院或到寺庙去。你愿意吗？即使你愿意，人家也不想收留你白吃米饭。

你可以说有些人就是被动，不够自主才找你帮忙啊，你是疗愈师，给她指定一个时间和地点不就行了吗？我只能说，这只会令她永远停留在等待被喂养的孩童心态，无法医治。我不会给你即食药。**别想绕过辛苦找借口**。你得逐步拆开不自觉的惯性依赖，经历解决困难的艰辛过程。

很多病人医不好都跟惯性依赖有关，以"我不懂，你来告诉我如何"为借口，想绕过辛苦，靠别人帮他完成本应自己做的事，于是常年沉溺于问专家，买产品，重复病情。说白了，不过是不想长大和承担责任，想躲回孩提时期，等别人帮他决定和搞定一切罢了。治疗不是求返幼儿园，别窝囊。

**"拖延"是另一种懒，懒得去负责和面对**。有一种人，永远被老板催赶骂才赶工，约会最少迟到半小时。明知自己惯性拖延，偏偏停不了玩手机和做琐事的瘾，是急到必须上厕所才肯如厕的劣性。被批评多了，已训练到麻木和无赖的心态。

譬如她才二十多岁，患上严重无赖拖延症。"我现在越来越觉得很多事情无所谓，不再感到自尊心受创，拖拉像毒瘾一样。"她曾试过很多重整规律的方法，软的硬的都没用。有治疗师分析是她欠缺人生目标，没有谁能令她为对方改变自己，没办法治好她。爱她的人劝不动她，即使因工作拖延和病态消费而负债，也不能迫使她洗心革面。"我还有救吗？"

对于一般失败或欠缺自信者而言，打感情牌、帮他确定目标、重整规律、给他看美好的愿景等方法可能管用，但对于已成烂泥的人却不奏效。她是着魔了，**只有魔性才有能力蚕食自尊心，唯一的解药可能只有勾起羞耻心**，让她看到自己已丑陋到累己累人，成为耻辱，这不光是性格导致，而是日渐被懒魔吞噬，夺走灵魂，失去自主权的结果。

除非你患有严重精神病或药物反应的后果，否则**几乎所有拖延症的祸根都是自己种的，要自救，只能决心拔掉心魔，赶它走**。若很难单靠意志力清除它的话，建议借助疗愈力强的植物的清理力量，如用能除心魔的"洗心"芳疗油，还有调整容易积聚邪气的环境因素，如湿度和光亮度等。更有效的方法可能是更直接和原始的方法，如被夺走理财权，甚至狠心受罚坐牢。简单说，就是找方法令自己必须负责任，马上还"债"，要让自己彻底失去自由，等逼到绝路，死到临头了，才可望燃起重新做人的决心。请别低估懒魔的强大力量，临床经验告诉我，很多人宁愿拖到死为止，也不想面对和负责任，拖累成性，病入膏肓。

**"依恋和沉迷惯性"最爱养活懒魔**。想懒惰、想拖延的人都惯用"不舍得""改不了"做借口。能改善吗？能，方法是舍惯性，不偷懒，要努力。简单的逻辑，你懂的，就是不想做，推脱做不到。人的惰性会随年龄增长而变深、变牢固，所以最理想的是从小开始培育好习惯。人越老越不求变动，待人到黄昏才为自己的一无是处和一事无成发愁，要鼓起发奋图强的动力会相当艰难。**上天已给了你一生无数的改进机会，是你没有趁早为人生装备好自己罢了。**

惯性令人腐化和迂腐。多少人每天过着重复的人生，感到没用了，气馁了，解决不了问题，状况一直没有改善。但这不是无法前进的理由，这是成长的必经过程。当你觉得自己已是烂泥，欠缺社会或恋爱竞争力时，可能反而会醒觉，再这样下去无法多走一步，此刻正是最后的机会挑起你求上进的决心，动了便有希望，不动自被淘汰，这是生态进化论。**人在井底会产生两种心态，要么绝望放弃，要么想尽办法爬出来。努力的人不一定能走出困局，但懒惰的人肯定死在井底**，别跟我说还有可以"等运到"的选择。

**"散漫"是懒惰的伪装者，只是把丑态掩饰得文雅一点的名字**。广东话有"懒懒闲"的说法，懒得去理，无可无不可，贪享安逸，为不想起波动后沾染麻烦而选择逃避、拖延或索性忘记应该做的事情、应负的责任、应尽的心力和需要费神的关怀等，事不关己。有人甚至会把没动力、没兴致等美化为追求逍遥不羁，作风潇洒，不着细节，大大咧咧，为人善良不作恶便够。假如加上爱好自我辩护的习性，惯于为自己的散漫求开脱，便是没得救的"死症"。假如再加上遇到困难和失败时会马上埋怨、推卸责任的话，这人便烂透了。明明欠行动力，懒得改善，口里却说漂亮的"佛系"式谎言，如"我天天在学习，有反省，求开悟"，谁都看得出是自欺欺人，像埋头窜进纸箱露出尾巴的猫，不知已经出丑，多么没出息的可笑家伙。

有一种散漫可能是深知自己无能，不事生产，为求掩饰，特别爱包装自己，制造浪漫的情操。时而忧郁悲情，博取安慰；时而怀才不遇，被人误解。反正把一事无成归咎于时也命也，夜夜对酒当歌，吸纳知音。可这包装很容易被拆穿，因为酒醒后还是要面对现实，在实际生活中他们难以完成一件像样的事，必须靠别人完成事业，靠伴侣或管理能力高的上司或下属的帮助，需要像军训受鞭策才动一动，军官一跑开他便溜走了。次货的本质，"富二代"的追求，要劳役他人或被劳役才有生产力，依赖成性已令他们出卖了自由，也令身边所有人尤其是伴侣和家人不胜疲累。本来散漫只是不堪，若还加上毫无廉耻心便是丑陋。

**"五大死穴"中，懒惰是最被瞧不起的"死穴"。**懒是可医治的，可悲哀的是，人往往未死到临头也不去救赎懒惰惹的祸，以为"不过是懒一点"而已，"迟一点"罢了，没什么大不了的。明明可以改善，却放弃了，多么可惜，但并不可怜。

假如你选择懒惰，便不用找算命师了，散漫、懒惰、拖拉和逃避，已足够摧毁你的命运。

宁愿留守惯性和偷懒的人，早已自选了命盘。

**别总以为问题在外面，先看看自己。**


## 愚蠢


人为何会愚蠢？

真的不好说，大概是本性，是资质和能力的问题，有天生愚钝（多和基因传承相关），也有由后天疾病或经历演变而成的。

**懒惰能令人变得越来越蠢**，因为你停步了，不再进步，停止进化。停步便是退步，但你可以减少因愚蠢而为自己或别人带来不便。每个人都可以通过学习和修养打破自己的局限，提升智慧。

愚蠢可以为你带来简单的生活，但同时可以惹麻烦，被歧视。既然愚蠢是某种程度上的缺陷，就**可以用谦虚来补救**。你应该知道，又蠢又嚣张的人，能给他人和社会带来可大可小的破坏。

举一个霸气蠢人的案例。她是一个强势的女人，什么都要管，要让别人屈服，不可跟她争拗，有谁错了，结论都必须是对方的错。在家管财政、管家佣、管孩子、管家里大小事。在外好管闲事，不时跟卖菜的争吵，跟酒店前台、服务员、大厦管理处投诉。不满、愤怒、不开心是每天常伴的情绪。家人和丈夫一直容忍她，不是因为她赚钱多或讲道理，只因大家心善包容她、护着她，却纵容了她的"女皇病"。她说："我就是爱强势，对人要求不过分，他们做得好时，我对他们还是挺好的。"

强势和霸气有问题吗？不一定，看你对应的是什么人、什么事，想要什么效果，能不能担起后果。怯懦的人需要强势和霸气一点。想以强势和霸气压倒他人的人不是不可，但需要具备先决条件：你必须强势得起，有本事，别廉价到本质愚蠢、平庸却逞强，人前人后沦为大笑话。

这个她正是脾气坏，思想混乱兼迟钝，粗心大意不讲理，欠管理能力，只想靠压倒他人来巩固自己的地位，心里其实害怕被人看到自己底子差被瞧不起，所以先下手为强，先凶你，不过是小流氓货色，欺负对她心软、爱着她的亲人。

强势但无脑的人最可笑，也是可悲的人。偏偏逞强的人都自以为是，看不穿真相：你不是真的强，别人不是真的比你弱，你能恶言恶语只是因为他们一直厚待你，不拆穿你的异相。

**人蠢更要学谦卑，懂感恩，别做装腔作势的吵闹小狗。**

**有一种蠢人，叫善良的蠢人。**

常听人说，找对象要找个善良的，善良最难得。善良的人确实是剩下不多的濒临绝种的生物。不过，**光是善良是不够的**。

当善良的人智慧不足，欠缺分辨善恶正邪之心，遇上心术不正和魔性强的人时，这组合可以变得相当可怕。邪念强的人善于寻找善良的人替他们行凶，散播恶毒的种子，为伤害和仇恨植根。当本来善良的人遇上邪念的人时，很容易被对方左右思想和判断力，移植对方相同的恶念。

恶人要靠和蠢人联盟使自己变得强大，就像害虫绞杀植物一样，足够毁灭一棵参天大树，甚至慢慢侵害一片健康美好的树林。

有这样的个案：她本来人品很好，心地善良，处处为人着想，可性格软弱，容易被人影响，加上没有修智慧以辨善恶，连年被满脑子恶念的亲戚轻易洗脑，扭曲了价值观，渐渐变成对方的替身，想对方所想，做对方所做。魔性擅长吸纳弱者，令人近墨者黑，正邪不分。于是，你再也看不到她最初那双善良的眼睛，短短几年间她已变成恶者代言人，误信亲戚的唆使，怀疑丈夫不忠，到他公司大闹。丈夫本清白，可感到太没面子了，坚决离婚。她又冤枉儿子偷钱，害儿子想不开而想跳楼，幸好及时救回，一个原本安好的家已被她一手毁掉了。

由善变恶，不过一念之间，这是善良的蠢人的下场，令邪恶得势。

**善良是不够的，人需要不断修心、长智慧，修成能辨别是非**

**黑白的能力，以免被洗脑或改造**。别轻视恶者的力量，当心助长恶势力。

要怎样做才可避免善良变质？

首先，要不断修养自己，本性善良不代表不会变恶，环境和愚昧容易令人变质。其次，需要非常有意识地远离只懂埋怨、心胸狭窄、不断向外索求、自命受害者、觉得别人欠了自己、理亏时会贪财索偿或要对方以死谢罪才罢休的人，哪怕他们是你的亲人或爱人。

**当你定力和慧根不足时，别幼稚到以为你的善良能改邪归正。**

还有一个你大概忍了很久很想问的问题："**蠢是否无药可医？**"

呵呵，人蠢无药医，是常识。

但蠢不是罪，天赋这东西轮不到你说。**天生蠢钝，最要紧的不是如何令自己变聪明一点，而是要知道自己蠢，无知才是无药医。**

**知道自己蠢很重要**，能影响你下一步想或可做什么来改变现状，假如你不想继续蠢下去，或者因为蠢的缘故为自己或别人添麻烦的话。

连自己蠢也不知道的人，假如是谦卑、收敛、知足的话，倒也不至于造成大的伤害或制造麻烦。自己努力一点，别人包容一点，还是可望相安无事的。最可怕的是自大的蠢人，自以为是，败事有余，看不透，被恶人利用不自知，害身边人为拯救负了情债、赌债、人情债的你而连累自己。蠢能成灾，蠢人没有能力善后或弥补过错，最终还是累人累物。

还是那句话：人蠢更要学习谦卑，知道自己在阻碍地球旋转，添乱添害。这样说是有点苛刻，但实不为过。你只要想想，多少人因为蠢人带来的祸害而不安、不快、受伤或受损？多少社会和地球资源因为愚笨而被无辜地残害或浪费，甚至无法回头挽救？

**人蠢是否真的不可医，要看蠢人的心性修为。**又蠢又要撑面子、自私自利的人容易助长恶行，变成帮凶，被利用还沾沾自喜，丑不自知。可平庸无能者多是蠢人，令世界大乱，令能者疲惫。

愿意放下身段，收敛气焰，谦虚求教，努力不懈地学习和受训的话，还是可以一点一滴地萌芽和进化，长出智慧根的。


# 偏执


佛语有"执着"一词，意为坚持不放，导致处事上的偏执、性格上的固执、情感上的黏附，会伤己伤人。

心理学有一种病症叫"偏执型人格障碍"（Paranoid Personality Disorder），又称为"妄想型人格障碍"，特征是极度敏感、刻板固执、心胸狭窄、自卑自大、死要面子、苛求别人、不听批评、死不放手、容易嫉妒、猜疑、不服输、耿耿于怀、有复仇心态、自虐、他虐等。

以上的病态我们都能理解，都遇到过这样的人，可能根本就是你自己。每个人或多或少都有一点点偏执，过了火便成人格障碍，令人难受，自己辛苦，活得沉重。

你不觉得自己严重至此吗？好吧！让我换一个说法。

**偏执有个别名，叫"死性不改"**，它是一种毒。

譬如她表示只肯跟我以文字做咨询，不肯也不敢面对面或做视频个案。好吧，我通过文字教了她很多自疗方法。半年后她再来求助，细问后果真没有照着做；她直言理由是"不喜欢"，全程在埋怨她的问题还是没有改善，却坚持说只有我才能帮到她。公主病患者，怎样帮？

另一个她患有多疑症和强迫症，天天骚扰人，投掷情绪垃圾。建议她跟我做面对面个案，学习调改的方法，她打死不肯，同样说"不喜欢"。我说无法帮助她，她不接受，半小时内发送几百条信息，脑海里出现的声音时而哀求时而着魔，只想黏附我，非真心求助。我没有回应她，她委屈地留言："你见死不救啊！"

有一位客人，只会随喜好行事，多次祸从口出，到处得罪人，却说世态炎凉、人心复杂，他只是不想妥协。可真相却是他以捍卫"童真""初心""真我"为借口，遮掩自己的任性妄为。

另一位中年男性，时常假装谦虚讨教，求我指出他失人心和事业失败的因由。每每指出他的性格"死穴"时，他必然借故转移重点，埋怨别人心胸狭窄，说自己本性善良，没什么需要改的。事实是他自大，悟性低，思维混乱，忠言逆耳，总以一句"我问心无愧"了事。

他们都是"死性不改"的绝症患者，有先天心疾，也有后天心魔，结局都一样，被固执的"自我"害死。

我必须慎重地提醒你，**请别随便说"问心无愧"，稍有微小资格说的人，必须是真谦卑的君子**。当然，真谦卑的君子根本不会说，因为他很明白，世上没几个人有资格说自己能问心无愧地活着，我们每一刻几乎都在有意无意或者直接间接地滥用、剥削、浪费地球和他人的人力、物力、时间和感情资源。为贪食而残害动物，为享受和方便制造垃圾，为私利破坏生态，为懒惰给朋友制造麻烦，经常忽视身边人，无视强权、欺压弱势群体，对不公敢怒不敢言，自封善良、伪善捐钱赎罪买良心。我们想做好人，但顶多只是懦弱的歹人，欲望管不好，盲点懒得改，糊涂生育，不孝不尊，贪新忘旧，爱无能，囤物资，不修德，不是丑陋的小人已不错了。你最好沉默，修谦卑，**每个人都问心有愧**。

即使你承认"五大死穴"你都有，明白越是固执和自我越要修谦虚，死性不改会害死你。即使你愿意学习调教自己的方法，可为何总是定力不足？除了惰性的原因外，**是什么令人难以坚持到最后？**

先说一个个案：她当年正在准备考试，考进大学是她最大的梦想，可同时父母正在闹离婚，母亲动不动便自残。她自此便不敢熟睡，容易醒来，生怕母亲又自杀，及时发现马上送她到医院。她不能倒下，必须坚持，即使心里一直怨恨父母。终于咬紧牙关考上大学，母亲也稳定下来了，可她的身体已垮了。

几年后，她来找我治疗身心的伤痛。我问她："你觉得什么是最难坚持去做的？"她信誓旦旦地说："没有，只要事情够重要，不可能坚持不下去。"说罢泪流满面，忆起了那段不容易熬过的日子。很好，我教她几个方法，让她答应自己必须坚持去做，譬如改掉自己的臭脾气，因她习惯迁怒于伴侣，向他发泄；还有改掉坏的坐姿，她的脊骨都伤到快没救了。

她沉默了，竟然说："我怕自己无法坚持做得到。"是我听错了吗？刚才那个信誓旦旦的她呢？我问："觉得这些事都不够重要吗？大难关都能挺过去，面对自己的弱点却没信心，不是自打嘴巴吗？"她无语。

**原来世上最难坚持的是改掉自己的习性**。明知自己有错，需要改过，可还是觉得比什么都艰难，恐怕无法坚持。若不是因为懒惰，便是因为偏执，死性不改也。

力撑总是容易的，因为你只要养活一个叫"自我"的东西，便不难挺过外在的难关，还可能受到别人的嘉许，自封或被誉为坚强的勇士。可修正自己却是艰难的，你必须放下那个"自我"，变得谦虚，承认自己的坚强不过是逞强，要面对和改善自己时却软弱无比。

人都有"死穴"，而"死穴"足以摧毁自命坚强的意志。

**死性到底能不能改？**

我们都清楚，人性里有很多杂质，善恶好丑奸笨邪，包罗万象，而且不只经过社会教化或家庭影响会产生变奏，同时更是与生俱来的"本性"。打从小孩甚至婴儿时期，人已自然显露了动物性的求生与竞争、伪装与单纯。

但我并不认为人因此而被定型，或者三岁定八十岁。通过修养自己，八十岁都可以改变性格和心胸，成为不一样的人，这在于你的决定和努力，能否修得悟性，是否懒惰。

我相信人的可能性和能变性，这不只是一种信仰，更是科学。人的生理结构预留了大量的"长进"空间，令人能改变、修补甚至细胞再生。至于死性不改的人，多是人生中没经历过重大灾难、挫败、创伤或死人塌楼之事，或者是自我膨胀、能力不逮的人，通常都不只拥有一项"死穴"，可能五项全中。也有日子过得太安逸，物质生活太好，被照顾却不知足，太平盛世过久了，这些便讽刺地造就了懒于求变的死局。

**死性不改还是肯改，取决于天意还是自由意志？不用向外寻求答案，这是你要回答自己的问题，是你自己的人生功课。这里没有理论，只有亲身修炼，你走的每一步，决定你要做一个怎样的人，成为怎样的人。**

二十多年来我接触过无数个案，看尽人们对思想、感情、念头、贪欲的偏执，令人盲了眼，走错路，让旁人受罪。"从来没有命定的不幸，只有死不放手的执着。"这句话我写了十多年，大家仿佛都深明道理，恭恭敬敬地抄写在金句录上，在网络上转帖。可在舍得与不舍当前，却又果断不起来。

**去执，即放。放下难，放不下，先放好，这是放生自己的道理。**修养是漫长的路，需要借力时，可以向大自然求医，譬如用"放好"芳疗油减轻和净化因执念带来的郁结和痛苦，此复方精油帮助过不少客人走出偏执和伤痛。

还有一种极端的偏执表现，是源于"道德洁癖"或"强迫症"人格障碍。弗洛伊德认为人是由"超我"（superego）在指示道德观，判断是非对错。超我过强时会演化成"非如此不可"的极端执着心理病态，可能是在成长期被亲人或师长苛求或虐待过，后来形成了偏执的人格障碍，对自己和别人严苛，严重的话甚至可达虐待的地步。

心理学称这种病症为"强迫型人格障碍"（OCPD：Obsessive-Compulsive Personality Disorder），是一种极端完美主义，会强迫人的思想和行为，对秩序、细节和整洁要求极高，对人事和环境的控制欲甚强，男性患者是女性的两倍。他们容易过敏、发怒、紧张和焦虑，或有暴力倾向，对周边的人造成很大的负面影响。

某些自闭症或亚氏保加症[1]患者，也会出现较轻微的类似症状，造成社交和沟通困难。

　　人心难测，偏执尤多，原因复杂。所以在判断一个人的偏执行为时，需要留意是否源于极端人格障碍症，他可能是情非得已，需要寻求治疗和被适当地谅解。

注：以上提及的芳疗油详情，可查看本书的"我的看个案日常"。

---

1　又名"亚斯伯格症"，是一种发展障碍，其重要特征为社交与非言语交际困难。——编者注

# 7

和自己相认后，
可以做什么？

## 重整行装，开始修

和那些或明或暗、或远或近的自己相认，了解自我调教的方法后，接下来你要做什么？你可以面对、放开和清理。

**面对自己**。面对自己时具体可以做的，是重新规划人生行程，整理行装，该清理的清理，该保留的保留，该克服、努力和修理的，通通做，开始修。

有些道理你要明白。别太浪漫或天真，以为看到此时此刻的你便是圆满结局。和自己相认不是定局，也非为自己定型。这一刻你是这个你，下一刻会是下一个你。我们每刻都在变。相认了这个你后，下一个你又看不清了。**你要明白从来没有一个"原来"的你，人是分裂的。**"做回自己"是个很烂的流行说法。**相认始于此刻，不是找回失物。**

重新认清楚自己，是前言谈过要"照顾"自己的意思。现在开始，你要训练清晰的思维，避免再度陷入由人性"死穴"导生的困境。

**不要害怕或逃避认出自己后要承担的责任和努力。人是软弱的，责任还是你的，逃不了，接受、面对和处理，这是每个人此生来修的功课。**你应该懂得开始逐步修养自己，少说多做，学习慎言。老老实实地做好最基本的事，尤其是你平日最忽略甚至瞧不起的生活作息，和身体重修分裂的关系，喝好一杯水，睡好一个觉，吃好一顿饭，不浪费，不占有。

**学习放开**。放松自己，放过别人，放下执着。心胸宽大，准备好和不同的你喜相逢，踏踏实实地爱自己。要放开，其中一个重要的关键因素是认识记忆。你要学习**重新管理记忆**，即你的过去。你记得经历过的事，或多或少不过是后来堆砌的剧情，并不是事实的全部，还有太多经历被筛掉了，没有被放进去，**你只看到堆砌出来的你我。记忆是很个人的，是堆积愿望、欲望和情绪的结果**。堆积的东西越多，烦恼比自在越多，需要清理。

**学习清理**。是时候彻底清理了，来个历史断舍离。**清理堵塞的心结和执念**，可尽量使用自然的疗法，如声疗、芳疗、呼吸、松筋骨、疏通穴位和经络等。**清理关系**，为已变质的关系善后，尤其是感情关系，必须清理好才可重新开始新关系，不拖不欠、不欺骗。

**清理家居**。这个方案相对容易，可同时调整情绪和疗愈心病。**学习以修为的方式清理**，有序地转化已变成"孤儿"的垃圾，譬如把多余的、不再需要的转赠而不弃，计算必须弃置的、变坏的旧物价值，以同等价值捐给弱势群体。这种捐助不是为洗脱罪恶感，而是调教浪费和囤积的习性。要细心挑选捐助对象，尽量不采用贪方便按个键便能过数的方式，最好能直接送到有需要的人手上。你越花心思，越有助于把病态转化成对外的关怀，培养修为。堆在你家是废物，转到人家手上便成好东西，把清理和舍弃转化成有意义的事是一种心性疗法，尤其能助你调教欠缺动力和自我否定的毛病。借着清理家居重整生活，修养不贪恋、不贪多。家清空了，人也清爽了，也能有助于挥去焦虑和无力感，建立安全感。

至于我个人的练习是以下这套极简法门，你无须学习，大概只适合我自己，深知不是很多人"舍得"做到。**修为的境界有两步：由零到一，修谦卑；由一归零，炼修为。其余的，已多了。这是我的信仰。**


## 不要忽略伤口


有些人受伤是因为"玻璃心"，自身心理病发作，要对自己的伤负责任。但有些人的伤，是因为伤害者的恶念或恶行所致。伤害者可能是无知、软弱、自大，甚至拥有很强的魔性，会找善良的人去伤害，不过是恃强凌弱的可怜虫。

假如你善意待人反而被中伤，你便会受伤。心善的人会伤得很深，因为不会反击来平衡自己，可伤口不会因为善良或爱而消失，它需要疗愈，以免变成内伤，压抑愤恨或委屈。

很多所谓正能量的说法都教你要放下伤痛，说服自己不过是软弱，是小事，要包容，连哭都被否定。不，请不要忽略伤口。

不管你是因为隐忍、不懂还击而受伤，抑或是你错误地期待对方跟你一样善良而受伤，都要肯定和正视自己的伤口，替自己疗伤，接受受伤是弱也不是弱。

譬如她来找我做个案，本要处理曾被排挤的无辜感，演变成抑郁症和没自信，可我帮她揭开了核心问题："你是因为善良而受伤，没有处理过伤口。"

我教她泡饮古树普洱茶，能带来稳定、平静和喜悦，使用专门清理伤痛的"放好"芳疗油。几天后她说，那天听我道出她的核心问题原是"受伤"，她很震撼，因为她的确一直拒绝承认被不相干的人伤害。她按我教她的功课做了精油排毒，做了几场噩梦后清理了郁结，醒来后泡茶，不抗拒流泪，即使哭也感到内心的温暖。走在路上时，做我教她的按左手掌心的方法调情绪，重新肯定"以善待人才有真快乐"的信念。她重拾了自信和幸福感，伤口得以慢慢疗愈。

## 依赖成性怎么办？

我看过一个个案，教了她不少从身体出发调教心病的方法。在个案咨询终结前，我问她还有什么想问的，她说："我的子宫、身体和感情都可以调整，但我依赖人的习性不知怎样调？"

像是永远矛盾的问题。想依赖别人，不正是因为难以靠自己做到嘛，怎能逆转？

这里需要先**分清楚依靠和依赖**。没有人可以独善其身。我们的能力和资质都有限，在有需要时找依靠，能加速成长和成就。放下身段，虚心求助和求教，是去除自我和打开心胸的好修养。

依赖是在依靠后的持续粘连状态。赖者，信也，你信任某人，依赖他帮你，给你慰藉，未尝不可。但过了火，不抽身，便容易堕落，变成病态依附，舍不得、放不下，不过是执着，离不开别人，却离弃了自己。

依靠是适可而止，如椅子的靠背，如治病的医生，问题解决了便得依靠自己；依赖是持续性的，因为信任而依附重要的事或感情，你若放纵不去管、不去修，容易陷入纵欲不能自拔，如爱情，如物质，如权力。

人想依赖、感到被爱本是正当的事，每个人都有需要，但必须同时学习让自己强大，不能光等别人来给予你。一个简单的道理你要懂：**你只能依赖对的人**，即真正可信赖、可依附的人。哪里寻？这问题最好别问，因为问得笨，没答案，须看缘，要智慧。

要治疗依赖成性病，女性的话须要强壮子宫，男性是丹田。子宫是生命能量和定力的源头，她弱了你便没自信，意志薄，易失控，想放弃，求依赖，情绪坏。请重温我在第三章教过的"子官能量扎根法"。

依赖成性的病源在惰性，即懒惰"死穴"。说白了，不想再依赖谁，还得靠自己立心去修养。没有丹药，没有妙计，别幻想有什么心理学或身心灵的神奇疗法，能一次性、奇迹般地帮你独立起来。你得愿意并决志成长，背负起自己，自己的弱点自决修。提起双腿多走几步、多爬几层楼梯，身体会远比依赖的士、私家车或电梯时好！这种道理你心里都清楚，不是吗？

别和自己割裂，空等依赖谁。

## 从细节开始训练自己

我看完个案后，都会让客人仔细记录我教过的自疗方法，并把做过的功课发给我检查，确保他没遗漏、误解或记错。

有一位客人交回的笔记只是几个重点字眼，没有细节，没有写出方法的步骤，譬如教了她在被负面想法控制时做"换气法"，她只写了"向地上吐气"，漏了事前眼睛、双腿要做什么的几个细节，这可是最重要的细节啊。

又譬如教她用芳疗油揉心口和子宫位置，她也漏了用前的仪式：先靠在鼻前吸入，把香气先为身体的中轴打开一条通道。还有用敲打穴位法释放堵塞的负面情绪时，她也只记下敲打的位置，忘了我说过，最重要的是敲完后如何重建子宫的能量。子宫稳定，人不易乱。她说："对，对，是我粗心马虎了。"

她的困局是长年自我贬低，找不到工作，做不好一件事，见过不少治疗师，吃抗抑郁药两年毫无效果。我说："要摆脱自我否定，得从关注自身细节开始。人粗心便乱，乱便会想歪、做错和放弃。"她补上细节后，照着做了两个星期，对人对事变细心了，重建了自信，明显大为改善。

我们都听说过"魔鬼都在细节里"，其实反过来说也准确，天使也在细节里。你想训练自己能看通透自己，认出自己的真面目，还是需要从日常言行举止的一点一滴做侦探，找特征，然后逐一微调，来回查看有没有漏了什么，没做对什么，做好了没有，效果如何，等等。看清楚自己是爱的工程。你真的用心爱，自然不偷懒，不马虎，恭恭敬敬，细心照顾，一丝不苟才放心、安乐。求进步是靠真心爱自己，从细节上去善待自己。


## 埋怨能改变事实吗？


有一种病叫"埋怨"，会令人的能量越来越下沉和封闭。这是老年人常见的症状，更是早衰症的警号，是变成恶人、心怀毒念和坏心肠的前奏。

满脑子的不甘心和委屈，令你喋喋不休细数对方的不是，"力证"自己无辜，没走运，越诉越凄凉。不过光是埋怨不会为事情带来转机，你只好靠不断地重复让自己不要忘记，但放不下的副作用原是死心眼，助长坏细胞，沦为病人，令心结钙化，你便急速老化、石化和不化。

我做过一个个案，客人常年埋怨身边人，像很多人搬出的理由一样，她埋怨丈夫没有尽老公应尽的责任去护着她，令她在婆家面前受委屈。也埋怨父亲当年没有尽父亲的责任去护着她，无法停止继母对她的凌虐。埋怨得好像很合理，但她忽略了一个真相：她的丈夫和父亲都是彻头彻尾的弱者，根本无力扭转当时的局面，只能用内疚或逃避来回报她，是无奈也是不幸。

我告诉她，假如你还未修好心胸，必须埋怨的话，**你只能埋怨一种人，那些明明有能力、懂方法却懒得去做的人。对于那些没能力也没办法的无能者，和他们计较只会自制伤口。**埋下心结，久积成毒，沦为负能量的载体。别反驳，说他们哪会没能力。有修为的人都不难看出，**其实很多逞强的人不是无知便是无能，**譬如不自量力结了婚生了孩子，无力处理相处的纷争，唯有当逃犯。埋怨能改变事实吗？

与其沉沦埋怨海，不如离场修心胸，改变才会发生。

## 别让忧心成为诅咒

有一位法师说过："如果父母经常担心他的孩子，他的孩子会没有福气，因为福气都被父母给担心掉了。如果父母希望他的孩子有福气，便要多多祝福他的孩子，而不是担心他的孩子。"

我见过不少人，包括父母和伴侣，尤其是女人，忧心感特别强，强到可以全天候地去担心一个她们很关心的人，譬如总是觉得女儿嫁不出去、买不到房子；担心丈夫的事业会停滞不前，无法如愿和她一起实现梦想；担心女朋友会被人欺负，不能让她独立行事；担心孩子学习不够好，输在所谓的起跑线上，将来进不了名校，一生就毁掉了。

结果你的孩子和伴侣的命运会怎样？其实很大程度取决于你是否懂得调教心态，变得正面和给他祝福，从而改变彼此的命运。

这样说是有道理的，因为当你终日忧心某人的命运时，你的情绪会被潜意识调教到负面模式，所做所想所说都会不自觉地变得负面，令人不安。

你会发现忧虑的日子身体会特别差，脸色会特别灰，心情也特别暗，这不单影响自己的身心，更直接影响身边的人，尤其是你忧心的对象。

对方会因为你所释放的负能量而变得更停滞，更感到压力，更难踏出豁然开朗的一步。

你的忧心便成为诅咒，你的担忧会化成动力，强化负面的能量，令彼此都活在被负能量包围的气场下，身体和心态都难以回到正轨上，原本有意改变生命的动力，也被你灰暗的脸色和连绵不绝的啰唆赶跑，剩下霉运和零行动。

欠缺觉知，不断地重复说厌烦的话，想忧心事，你便会小事化大，带来噩运。

命运是自己制造的因果。

换上祝福的心态，给予最基本的照顾，让你所爱的人自由发展他自己，这才是彼此最大的福分。

## 不要害怕说真话

我们一生中总会伤害一些人，无心的，有意的，不知情的，更多的可能是受伤的人太"玻璃心"，借你的无心快语回忆过去的伤痛，勾起不安感。这可是他的心理病发作，跟你没有直接关系。

有人听不进真话，不想面对真正的自己，会赶快掉头跑。假如你们是好朋友，你们之间的关系可能回不到从前了，因为他会感到没面子。但我想告诉你，别因为害怕失去一段关系，选择收起经良心衡量过后必须说出来的话。

不要害怕说真话，骂该骂的人，说该说的真相，要让他知道旁观者都能看见的盲点，不能再躲避。面对才是成长，人才能修气度。

有些人骂不得，不听你的，你也要说出来，让他们选择接受、拒绝或逃避。骂不得的人不会有成就，一生只能做自傲的弱者，不敢正视目光。

我在说他们，也是在说你啊！

受不了真话的人，连一阵微风也觉得是攻击。受得起的人，在十级台风面前也无所畏惧，不会脆弱到动不动便受伤，感到委屈、自怜或不幸，更不会恼羞成怒，反咬帮他一把的好人、好友、好伴侣。

你若是因为害怕分离才不敢说真话，我只能说，**大部分的分离，都是双方在自欺欺人和逃避说出真心话的结果。**

说真话，听真话，也许不会令你好过，但难过也要接受现实。包庇自己和别人，只爱说和听好听的话，你将是天下最懦弱的人，没有人会喜欢你。

## 生育前一万倍三思

我曾经遇到过很多个案，感情都没了，关系也破了，还在计划生孩子，逃避理性分手。

我会警告客人或有这种心态的朋友，千万不要在关系混乱时生孩子。可惜人总是往死胡同里走，最后十之七八还是生了，然后连年向我讨处理烂摊子的秘方。明知错还要错到底，能怎么救？

最近我让一位好胜女客人形容幼儿的长相，她竟半天都想不起来说不出，最后说："只怕他会像我一样。"处理过不少虐待儿童、儿童暴力或有说谎倾向的个案，父母生育前都被劝过要负责任。有狡辩的理由是"生了，没有他还能留个影子"，或者"生了，和他的关系便能一世牵扯分不开"。更有边吵架边乱性，怀孕了后悔已来不及，打掉又怕会折寿。都是歪理与罪行！

有人极力反对在乱世生育，怕害了孩子。有人说养出一个好人不一定跟时代或家庭背景有关，算不了那么多。我从不主动阻止或鼓励人"生或不生"，就按你能负担的责任包括心理去做决定吧！但请别只催眠自己，以为生孩子是因为爱孩子或因为爱情，你根本不懂这种爱会带来什么。请说出诚实一点的理由：我承认我自私、我软弱、怕寂寞，想拥有一个孩子来圆满或拯救自己。

有的客人的理由很可怕："我已三十多岁，婚姻失败，已没有其他选择了，只好忍耐和维持。我想要孩子，他也想向父母交代，但我和他已没情趣，商量过后同意做试管，但事前准备的药他不合作不肯吃，每次做试管都是我主动，失败多次后很委屈，花了很多钱，过程很折磨。"

想生孩子，但没有成熟和相爱的双亲，那你打算给孩子什么？不过是给自己一个当爸或当妈的虚荣，满足"想要"孩子的私欲。假如真的生下来，你会把承受过的委屈和付出的金钱都赖在孩子身上。当他不听话，你会含恨地埋怨说："你知道当初我为了生你付出了多少吗？"

**无辜的是小孩，不是你。**

说因为爱而生孩子前，请扪心自问所指的爱是什么。是爱他代替不爱你的伴侣来补偿你？是爱他可利用来分家产？是爱他能令你不再"一无所有"？或者是愚昧到以为可养儿防老？是确定能让孩子快乐地成长？做不到时怎么办？

或者假如你期望过"弄儿为乐"的生活，觉得带孩子是很幸福的事，请你说"弄儿是我的嗜好"便可，别滥用"爱"这个字装伟大。孩子将来受的苦，你还不起。

更深的道理你要懂：**孩子都是来教你什么是爱和不是爱，教你怎样做人。**要计较的话永远是你爱他们不够，欠他们更多。**生育前请一万倍三思，这是对生命最基本的尊重。**

## 没有人真的欠了你

我遇过不少"求助者"，来求助时语气和态度都不屑，想必赶走过很多本来真心想他好的人，包括家人、朋友、老师、共事者或治疗师。

他们病情反复，一时变软求救，一时变硬把你骂走。他们自觉可怜，认为应得的都得不到，尤其觉得不幸的关键来源是没得到父母的爱和理解，是父母对不起他们。其他人也没有真心想去关怀和理解他们，即使帮助过他们也都是骗子，都有问题，都失德，都要伤害他们。这种人，不只是有先天性人格障碍和情绪病，更多的是后天不修身的结果，心胸狭窄，怨气冲天，蛮不讲理。

他们又或者自觉"理性"，看很多书，但只看想看到的，曲解作者的意思。他们也会上很多课，课后埋怨老师、同学都针对他。他们亦会见不同的治疗师，事后投诉他们不专业、骗钱，逐个凑数。

对，我也是同时在说你。

**别老是觉得自己是唯一的受害者**，从不反思对别人是否信任和尊重。别人或明或暗地帮了你的话，请感恩，别觉得都是应该的，或者那些只是微不足道的小恩惠。

做人不怕孤独，只怕嚣张到目中无人，不过是个丑陋的土皇帝。这种人长期和自己及别人抗争，苦了自己和身边人。这一刻即使认同你，下一刻又会反目成仇，觉得你在利用他，再次回到被害的循环圈中。

**当你把全世界都变成自己的敌人时，你要知道最大的敌人不过是你自己**，你才是向自己和世界宣战的人，战场上只有你和自己的影子。所有的不和与不快，都是你和世界敌对后伤己伤人的结果，没有人真的欠了你。


## 大方令你永远是赢家


人在大方待人时，才能看清楚对方是个怎样的人。

当你有时不知道如何去判断一个人的品格、他是否对你好时，你可以持这种心态，表现这种优雅：做个大方的人。

你对人大方时，对方的反应能一定程度地揭露他的品性。他是否贪？是否为你着想？是宠你还是利用你？这是很管用的方法，看你是否经得起友情、亲情和爱情的考验，他是否真心待你好。

大方令人放下对你的防御心，暴露自己的原貌。假如你对他好而令他变贪心，变本加厉地讨好处的话，大方便是最清晰的照妖镜，看穿他的虚伪。这时你该知收放，量力而为，知道是否应该继续、拒绝，抑或是停止对他"好"，不纵容剥削和被剥削。

继续对人好是有条件的，需要对方知恩，跟你站在同一立场上，可以建立更深的感情和关系。这方法可用在准情人、伴侣、亲人、朋友、同事等身上。尤其是那些容易自卑、受害者心态重、不够自信、倾向否定自己或别人的人，你变得大方便可看穿对方，避免因为经常猜度对方的心意、不懂得处世，做好人没回报而受伤。若一切都清清楚楚地表明他只是讨好处的人了，你便不要再浪费"善意"，做无谓的讨好或付出。若他知恩、会付出，你便放心继续对他好，不要老是心存猜忌和算计。

**大方令你永远是赢家，也输得起。**

假如你是只计算、讨便宜的人，便无法用这种优雅去看透身边人，因为你根本做不出，你的字典里只有"自私"，欠"大方"两个词。你也感受不到别人的大方，不会得到真正的快乐，永远不能享受**由大方修来的干净和自足。**


## 要修与病同在的智慧


我多年来处理过不少较严重的精神或情绪病患，如惊恐、焦虑、幻听、强迫症、人格分裂等，不少是同时出现以上症状。长期服药，后遗症严重，更遇到过罕见的病症，无药可医。有多孤独、痛苦和无助，只有他们知道。

有人选择诵经希望改善病情，但方法不对，教团无人能帮忙。我于是教她诵经或祈祷，配合我独创的声疗定心法，为妄念调频。

有人选择放弃主流治疗。一旦被乱想袭击到想死便向我求助，我教她淡定地调理，第二天她说重生了，继续努力和分裂的思想活下去，谦卑地过自己想过的生活。她没钱了，我为她付精油费。几年来陪她走过来。不知道还能走多远，但她一天不放弃，我也不会。

有学生借精神科药物后遗症导致的严重头痛，为她的懒散找借口。谁的话她都不听，只听我的。家人和医生曾放弃她，我不忍心，几年来一直训导她。近年还要求她每天交一件作业给我，证明她在努力没偷懒。她真的每天准时交作业，由以前没礼貌到现在会说"老师"和"谢谢"。由高校陪她到专校，她已不敢随便怨"头痛"了。

我像看待常人一样对他们提要求，要他们严谨做功课，求进步，这是对他们的尊重，让他们明白可以不抵赖谁或埋怨过活。

学习与疾病同在是人要修的智慧，不要攻击或厌弃它。

**每个人都有病，有深有浅，有救没救，这原是所有生命的本相，无须理由，怨也没用。**

**接受和努力走好自己的路，有病没病都可自重地过活。不求人可怜，也不找借口。**

## 你是自己的明灯

在我的朋友圈子里，尤其是女生，不少人几乎每年都会迷信地找"高人"问一两次运势，问了还是心不安，钱却花掉了不少。到底问卜是想知道些什么？不，更到位的提问应该是：**到底你不想知道些什么？**

问卜，是因为不确定现在和未来的命运会带你到哪里，是否合乎你的意愿，是否会出现你想要的结果，譬如问伴侣是否爱你，你们会不会好好在一起，其实答案是"会"的话，你真的能放心吗？不是因为出现了不可信的因素才去问卜吗？别人说一句，你便能对他重建信任不再生疑吗？别傻了，都是迷信。

答案是"不"的话，你便能潇洒放下，不再依恋或幻想奇迹吗？假如"高人"说你们没有缘，他不是对的人，你可甘心？不甘心的话，心里带着阴影将要和他怎样过下去？

大部分人问卜，"知道"何时会死、有灾劫、贫穷或大病等厄运后已被催眠，心生黑洞，时时刻刻担心那何时何日将会发生的不幸，忘记为自己做预防，如提升健康、注意口业、避免惹小人、欠债或借钱给别人等，忘记做有没有噩运都应该做的人生功课，反而为不幸做足准备，这不是自制灾劫吗？

迷信是祸端。

有一位客人，她很依赖一位占卜师，遇上什么问题都会马上去找他，几乎到了失控的程度。对方当然很乐意见她。这种钱好赚，听听她诉苦，说几句她想听的话，给一点神明之类的暗示，貌似解开了迷津，可待她回家后又马上重堕迷糊，眷恋着再去得到神圣的开示。

她问我："这样常去见占卜师是否不好？"唉，你说呢！问完卜后没有改善问题，却种下心瘾，不去便觉得更不放心，这样跟中邪有分别吗？问题不在占卜本身，而在于她的沉迷，也是占卜师的品德问题。我问她找占卜师的目的是什么，她说："就是想找个人给我做决定。"瞧，这不正是问题的核心吗？

某"高人"每次替你算命，假如只教你避方位，摆放或穿戴什么，或给你一道挡灾符，没有帮你看到自身问题，没有建议你应从改善自己来主导人生的话，那你肯定找错人了。你若只求趋吉避凶法，没有学习停止制造问题或思想垃圾的话，你不过是在重复或恶化原来的人生模式，还加深了不自信和恐惧感，变得更加依赖和迷信。**迷信的最大祸端不是被欺骗，而是你先欺骗了自己。**

**不管问卜的结果是什么，你要做的都是同样的事：**想解困，必须正确和努力地摒弃陋习，锻炼身体，修炼心性，学习宽大。再好的命，也会因为你的放任、自大、贪欲和懒惰而被耗损。

有良心的占卜师或命理师应该这样告诉你：**给你各种消灾避**

凶或免死金牌，最终都是要还的，上天没有给你白过关的理由，不然只会害死你。

这是我对命运的看法：我们可以靠改善自己的不足来调整命运。更准确的说法是：**命运不过是按照你过去和目前的习性来推断的轨迹，可以靠调教自己来扭转**。人生无常变量大，你还有很多自主的变动空间。

**不要辜负岁月给你的一切历练。**

真正做到光明正大，希望问心无愧的人，都不需要问卜或算命。相信你自己便可以了，你便是自己的明灯。


## 给自己应得的报应


你相信"报应"这回事吗？

我不清楚，因为没有亲眼见过多少事例，反而看到相反的比较多。但我又不能说不相信，少遇见并不代表它不存在或不现实。世上有更多东西在理性或科学证实以外，但影响着我们的情绪和判断。

因此报应这回事，情感上我是希望相信它是存在的，实际上我不会对它抱有盲目的希望。不会因而却步，不被它影响。

看到有人作恶，残害同类、动物或地球生态时，有人期望这些人会有"应得"的报应，甚至萌生毒念，变成诅咒他不得好死，祸及家人等。嗯，假如立下这些诅咒是基于相信"会有报应"的话，其实没必要，因为既然报应必来，便不用你向上天举报，而报应也不一定是你毒咒的内容。

别让自己失望更重要。

是否想别人不得好死，或者希望好人一生平安，视乎你的情绪需要和修为。本来发愿和希望都是个人情绪的安慰剂，发泄也好，变成信仰也罢，没有什么好不好。

好好坚守你的信念，但别以等待为动力。更重要的是**学懂"与恶同在而本心不被扭曲"的耐力和智慧**，这样才不会被失望影响。你更要以身作则，**别做你批判的那种恶，别忘行你想看到的善，这是给自己应得的报应，也是支撑你走下去的力量。**

## 放弃他们是可以的

有些人你真的无法接近，彼此气场相冲，接近了会扯断你的神经，勾起你的肝火。是这样的话，离开吧，犯不着自虐、他虐、困兽斗。

你可能会问："这不正是修炼自己的好机会吗？"是又不是。能修，你自然会继续忍耐，修下去。真的不行了，无须逞强装伟大，有时不是你不够道行或包容，只是对方真的太烂没得救，伤害性太大。**你应该远离令自己难受的人**。没问题的，**别做灵性洁癖者或狂徒**，什么都要包容呀、爱呀、修行呀，你是做不到的，也根本无须做到。是包容还是执迷，不过一线之差。

**不用介意决定离开蠢钝的人，远离混乱的人，避开恶人**。离开前保持稳定的情绪便可，这是你修来的定力。**你是可以只见想见的人的，没有什么不对**。在家里，在职场，在朋友圈子里，你每天已无选择地要接触令你不安、为你添麻烦的人了。无法逃避的，继续修忍；可以离开的，不用犹豫。你也不要被气场不对、心术不正的人靠近，被他们吸引，改变你，令你变成像他们那样糟。

**人不一定要合群，交很多朋友。真心交往者，一个已足够，两个蛮感恩，三个可能已太吵。你懂的**。

不要害怕被不正气的人排挤，他们根本不值得结交。被排挤是好事，以后不用再被他们打扰和影响，乐得清静不好吗？别管人家对你的评价，劝你不要太孤僻的人灵性还未进化，笑而不答心自闲，无须解释那么多，足矣。

没有能力应付的话，你要果断地和那些伤害或中伤你的人断交，哪怕他们是因为患病，不知道自己正在做什么。即使是治疗师，也不是理应或有能力处理这种伤害的，没有人有义务要被恶意指责或承受被伤害的白色恐惧。有需要时请别犹豫找别人帮忙，甚至可以报警求助。

无助时，不要介意找别人帮忙。你不是神，神也需要很多化身的使者帮他和蠢人、恶人、无知者沟通，不是吗？跟好朋友保持善意的距离也很好，没有非要见面吃饭的必要，八卦刺激肾上腺素的人际关系不值得你追求或迷恋。亲人或挚友有需要时，你可以赴汤蹈火，不用理由。你给我一份情，我回你十份爱。让妒忌、计较、猜疑远离你，感到有不妥、不明白便爽然说出来。对于那些缘分未到的人，你要学会接受和放下，没必要遗憾未能交心，做不成朋友或恋人。

别委屈自己。**请善待自己，学会拒绝和舍弃**。

每个人都有不一样的命格，有要做的事，不能或不宜再做的事，想见和不想见、想爱和不能爱的人。请按自己的心性和修为决定去留。


## 别以为你一定会有明天


这是我经常在演讲或讲课时说的话："别以为你一定会有明天。"

你心里悲观，便觉得这话很悲观；你心存积极，便看出此话带着对生命强烈无比的热能，不会浪费一丝一毫的时间，只求活好当下。

我也经常问这个问题："往后十年、二十年，你都希望像现在这样过吗？"

想一想，马上暖心还是心寒？日子是你过的，冷暖自知，没有人能代替你。

假如没有明天，你现在要做什么？这种问题有益身心，不妨定期问自己，认识当下的自己过得是安然抑或是踌躇不前。

有未圆的心愿吗？不如马上去实现。有很想见的人？不如飞奔过去拥抱他。有隐藏的心事想告诉谁？不如马上跟他畅所欲言。有暗恋的人吗？他还单身吗？去表白好不好？有想去的地方吗？还等什么？有不想再做的事吗？能拒绝再见伤害你、占你便宜的小人吗？还害怕得失谁，还要为这些不值得的人戴上难为自己的面具吗？

有遗憾的事或心结吗？能找到释怀的方案吗？漏了跟谁说"对不起"吗？不说的话你走到最后会沾着污点，走得不光彩吗？假如真有最后审判，怕不怕没脸去见谁？羞于面对你一生做过的哪些事？能不能在这剩下的时光里尽力修补，为求走得心安理得，少愧于心，对得起别人？

有什么冤屈不吐不快？还有什么好顾忌？可以还给自己清白和尊严吗？**别活了一生只为别人添嫁衣、贴光环，你值得活得更有价值，更受尊重和欣赏。**

你能好好准备没有明天的今天，你也不会逃避死亡。

死亡再现实不过，你和最亲近的人都要一起面对、一起承担的，人"由始至终"都不会很孤单。

你如何看待死亡？有人会说很多想法和道理，有人却会马上闭嘴，知道那是无法分享或谈论的体验，不宜随便定论。死亡不是"死亡"两个字，也不是那个你靠想象或自以为明白的处境。

**接受死亡是生命中不可或缺的过程，是锻炼自己安然地接受和面对生命的终身学习。**如何安排自己的身后事，每个人都应该及早正视，做好计划，说不定那一天可能正好是今天或明天。

假如你对自己的皮囊没有什么好执着的话，可以考虑把遗体捐给大学的医学院。除了医科学生需要学习解剖外，修读护理、中医、药剂及生物医学的学生，同样需要通过人体标本学习，或练习施手术。香港中文大学的"无言老师"和香港大学的"遗体捐赠计划"都是安置遗体的善方。死后捐赠器官，是我们可以为众生做的最后一件好事。

处理遗体，并非只是指尸体处理或个人身后事，这可是更深层次的生死观，反思个体与地球生态合一的生命观。**这反思超越了接纳人生必须面对死亡的层次，它让人重新思考人与环境之间的关系**，甚至进一步反思人到底是什么，人和其他生物与生态之间的关系等，有助于我们放下自我执着、自以为是的妄念，修炼谦虚心，知道自身原来终归是土地的一部分，没有什么好自大。

能修炼出这种素养，说要爱自己、保养好身体便有了不一样的意义。往后剩下的这副皮囊还会持续对地球生态产生影响，死亡并不是消失或完结，而是另一种命脉的延续。

"能知死，便知生。"

**人生可以随时重新开始，但也不一定有时间**。别浪费能量抱怨或遗憾，别害怕迈出一步而原地站立。你活着的每一秒都在消耗身体、地球和他人的能量。你并非如你所想能独善其身，不打扰谁。那位每天替你清理垃圾的大厦清洁工，你有礼貌地跟他／她说过一声"谢谢"吗？别跟我说他们是领薪水的。当有一天，你付再多金钱也求不得一个人来照顾你、爱护你时，你当明白有些东西不是理所当然能享有。一场世纪疫症是给人当头棒喝的机遇，我们都不能保证生命还有下一刻。我们可以选择活好每一刻，尽量不为别人添麻烦，不为地球添垃圾。

**别再浪费时间，我们已没有再多可失去。**

# 后　记

## 这样，我便尽责了

在我超过二十年的疗愈师生涯阅历里，感受良多。有一些现象和感悟，想和大家细说分享。

## 原来男女客人偏差那么大

在做咨询时，两性在处理困局、接收和理解信息上有着很大的差异。

临床经验告诉我，做男客人的个案远比做女客人的容易、轻松和省时，需要额外跟进的问题也少很多。原因是，男性绝不寻求治疗，要是决心寻找咨询便会目的清晰，在表达自己时较理性，很少喋喋不休或被负面情绪主导。在接收信息和理解时也较精准，听得懂理性、有理据和清晰的逻辑分析，不急于回答问题，通常会思考清楚才回应，离题率较低。这是由于男性只用左脑思考，较左右脑共享的女性能集中注意力。抢着自说自话，未听清楚提问便胡乱作答的情况较少。

相反，女客人十之八九都被情绪主导，感情用事先于理性聆听的现象较男客人多很多倍。幻想和离题率高，更多的是想把压抑良久的情绪垃圾借对话缺口大爆发，强逼你听她和认同她预设的分析，甚至虚构的事实，因此需要反复求证，有耐性地替她

"去程序"（de-program）和"重设程序"（re-program），诱导她返回或认清主题，回归事实，停止沉溺的"独白"模式。

我花在纠正女客人的提问的时间也特别多，因为她提出的问题多是错置的，自制陷阱，如"到底我是否该再次相信男人"或"为何我总是遇到伤害我的人"。我需要细心解释她的问题错在哪里，为何问了会令她变得更蠢。由于女客人多理性思维能力不足，需要时间让她明白，她要走漫长的路才能找对方向，提升智慧看清楚真正的问题，为困局重新定位和改写，才能进入下一个更重要的自疗环节：学习具体的调教方案。

女客人在咨询前已回答过问卷，助她过滤了一次自身问题。但面对面倾诉时，她总是忘形地渴望抒发压抑的情绪，重复强调她的担忧和委屈。渴望被认同和支持是女客人常有的求助心态，却容易演变成求助目的，甚至超越了想得到解决问题的方法。每当我把她拉回现实和正在讨论的重心时，已忘形和扯远了的她往往"失联"，如根本忘了我刚才的提问，也忘了她前一秒钟说过什么。**思维脱轨和对话失联是女客人的特点。**

男客人通常问什么答什么，即使偶有"婆妈"内容，提醒后马上回魂，精简而少重复。只要给他清晰的诱导性提问和分析，详细说明自疗方法，他大都能一一记下重点。你说一他记下一，少有偏差。可女客人倾向于你说一她记下对一的主观印象，结果变成二。

在咨询完结前，让客人重复一遍重点，男的多能简要地说中，女的起码一半内容是自己改编过的，记错重点，需要重头再更正一次。以为她终于清晰了，问她最后还有问题吗，不少竟重复问原先错置的问题，如"我该怎么办"，把刚教她处理重复发问的方法通通忘掉，像白做个案一样。

女客人紧抓受害感不放，轻视解决方法，我需要多花工夫让她们牢记自己的"死穴"，少说多做，实践改善方法。所以做男客人的个案往往只需两个小时便能处理几个重大人生课题，而做女客人是三倍时间。耳朵没打开，嘴巴没合上，抓紧痛苦不放，磨人也磨己。

当然，以上所述只是一般现象，总有个别不同的案例，甚至和以上所述相反的也不时出现。关于两性在表达上的差异的科学理据，可回顾第二章分析"女人求多说，男人求静思"的章节。


## 有些个案我帮不上


暴力倾向、执念太重，或受不了丁点批评的客人，事后因恼羞成怒导致精神或情绪失控，持续向我死咬不放地发放恶言、恐吓或发送垃圾信息的客人，男和女都不乏，而他们在做个案时的表现往往却相反：偏向理性，有纹有路，颇为客气。他们骨子里其实不能接受自己有问题，潜意识里那些分裂的自己事后在奋力反抗。这是魔。

同样，事后会感恩和愿意努力的客人也不分男女，这是最令人安慰的事。要知道，"人需要努力修养才能一步一步走出困局"这个道理并不是常识，别以为每个人都懂，懂的人需要有基本的悟性，才会愿意为自爱付出努力。会感恩，是他们修养和开悟的成果。

可不管是前世还是今生造的孽，心魔强大的人擅长伤己伤人，神医难救，只能交给上天。他们大概一生都难看到自己有问题，却把一切问题和责任推卸给别人。

假如你没有准备好要彻底扫描自己一次，真诚地面对自己的好坏、黑白面的话，不要来找我做个案。或者，你明知道自己软弱，不想努力改善，只想找个人听你啰唆，想听安慰话，甚至像小粉丝一样只为来一睹我的"风采"，或者志在跟我交朋友的话，抱歉，我不会见你。

假如你懒惰，不想做功课，以为会自动变好的话，别来找我。

我是出了名的令人"懒不得"，给你量身定制的功课，起码够你最少修半年。你若以为处理好当前问题后想绕过长远的修身功课的话，我不会罢休，而会提醒你。你可以逃避我，但你逃不过自己，问题还是会重来。

有些人一生只是欠一个能驾驭他、骂醒他、鞭策他、强迫他多走一步的人，常年卡在某个点，无法前进。这个时候我会是一个非常严厉的老师和疗愈师，不少人被我一"骂"便是四小时，笑着离开。即使你撒野、反目、想逃，我会尽力把你拉回来，直到你放弃了自己，那我只能放弃。**我不怕你讨厌我，让你和自己相认、面对自己是我的责任。**

有些人一生否定自己，对自己绷紧到快断气。这个时候我会用软功，不催、不迫、不骂，让他感受顺水流动的温柔和力量，改变是可以柔顺和柔美的，不用急，也急不来。

有些个案我衡量过觉得帮不上忙的话便不会接，没必要充伟大或逞强去帮人，交给更有能力的疗愈师便可，或者交给上天更好。我无能为力，也爱莫能助。

我会放弃什么人吗？会的，逃避的、顽固的、心魔太重的。我已尽力了，只能祝福他，心痛地放手。医者父母心，我只想你好，但你也得肯自爱才会好。

这么多年来，我替不少人面对和解决过他们人生中最大的困扰，在最痛的时候陪他们走过一段路。作为疗愈师，真心感到自己渺小和无知，还有太多需要学习，还有更多可以改善和调整，需要更谦虚。谢谢客人对我的信任和包容。

## 疗愈生涯的深刻感悟

在做个案帮助别人解决问题、重整人生的过程中，我有一些深刻的感悟：

人啊，都是败在"五大死穴"中，包括贪、乱、懒、蠢、执。软弱和自大皆源于此。

懒惰的人是没救的，其他"死穴"都可以通过修谦卑和努力来调整。

每个个案都有独一无二的痛苦和难处，不要小看任何一个看似平凡的问题。再小的问题，在某个人身上都是天大的事，可以是致命的伤。

没有任何人有什么了不起，也没有任何人是真正的卑微，无须自大或自卑。

我见过最成功、最富有但最软弱和愚蠢的人，也见过最卑微、最无助但最勇敢和果断的人，前者拥有太多输不起，后者没有什么输不起。**每个人到最后都是一样，也是不一样。**

在想认清楚自己的困局和命运前，需要先认出自己。能看清楚自己的表里好丑，能接受和愿意修善的人，才能看到别人，容得下别人。**有修为的人会先检点自己，才张看别人。**

**没有一种平静和喜悦，是不用经过取舍而得来。**

**没有一种放下，是无须经过执着和痛苦能修成。**

孤独是伴随一生的同行者，它让我们成长和清醒，它也是一面镜子，让我们面向内心。到最后，我们都不是一个人，活着从来不只有自己，更是与众生在一起的缘分，要懂得感恩、珍惜和放开。

客人和读者答谢我，我会回复他们这个愿景："对我最好的回报不是一句'谢谢'，而是把受过恩惠的感动转化成能力和修为，日后同等地帮助他人。"发愿把你受过别人的恩惠和爱，转送给有需要的人，这是最美和最强的答谢：把爱传出去（pay it forward）。这份福报不止于你我之间，是能传承和衍生的大爱，是令人类变得更好的力量。

**答谢的深厚意义，原是借感恩修行。**

附　录

我的看个案日常

有没有人像我这样做个案呢？

事前详细研究客人的提案表格内容，做仔细的笔记，勾出重点，列出要确认的疑点和要追问的细节，勾出一个或多个最有可能的真相。到面谈时逐一侦查，提醒客人在对谈时的表达方式反映了其什么习性或盲点，让对方看到自己是怎样表达、怎样思考、怎样判断，教她／他如何调教，多次反复地训练，逐一修正。建议改善方案，示范自疗方法，设计针对性的功课，有需要的话当场一起拟定功课的大纲和重点，确认对方明白了才完毕。我一天只做一个个案。从五十岁开始，我答应自己一个月最多做几个个案，一切随缘。

能当面做个案的话，见一个客人通常最少需要三小时，因为是整体的生命管理，故需要逐一教授具体的自疗方法，让客人学懂替自己急救、清理、扎根，不用再依赖别人，我还会示范身体推按，量身定制改善身体的食料，调理睡眠和排便。也要做好人生规划，重组关系、财政、学业和理想，调教沟通技巧等。**这是重生的大工程，是启动生命管理的大工程，必须有针对性，步步仔细，马虎不得。**

然后，我要求客人把谈过的重点、功课和自疗方法的细节整理好，几天内交回，让我看是否有误解，有漏洞，有错处，帮她／他逐一修改，好让她／他清楚。我太明白：即使以为已解说得很清楚，对方的接收可能跟我不同频。让他梳理一遍，便知道他到底吸收了多少，掌握不到的又是哪些。这种免费的后续服务虽然增加了我不少工作量，但我宁愿事前事后做大量预备和跟进工作，确保客人能获得正面和正确的回报，最终调好自己。多做一步，他便可以靠自己走下去，不用依赖谁。抱歉，我不会主动催功课，因为这是你的功课，你应比我更着急。我不是保姆。收到客人认真做的个案笔记是我最大的欣慰，因为决心整理凌乱的自己从来不容易。

我还要不时替客人寻找急需的专业人士帮忙，包括中医、律师、私家侦探、花药师，还有正派的退隐寺院、静心课程等。有时我看到客人原有美好的才华，会鼓励他好好发挥，主动帮他寻找发展的机会，介绍老师、出版社、音乐制作人等，以我的人脉助他入行，等等，也会鼓励他创业，有需要时主动帮他宣传。我大概是个不赖的"中介"或"线人"。

每次见完个案后，我还会花上不少时间整理对谈的重点、功课和自疗方法，做好记录，方便日后跟进和做研究用，这样大致才算完成一次个案咨询。

为什么要事前事后做那么多？

因为负责任，我很清楚大部分人当场明白了，不等同能全盘吸收。不同的人有不同的理解能力和程度，我希望能推动大家不要停留在"明白"上，更要学习和训练"能力"，包括自我反省、说话及文字表达、照顾自己、自爱爱他、生活细节、整理记忆等的能力。没有能力靠自己改善问题的话，即使认出了自己、明白了问题所在、知道了应该做什么也是不够的，更需要懂得如何做到，方法没错。这样，我便尽责了。

## 我常用的自疗辅助工具

### "静听爱"定心铜磬

我研发的声频疗法，有一个很重要的步骤：**先定后静**。

你可能学习或尝试过不少静心的方式，以为静下来才能心定。可是当你心乱了，努力尝试静心，希望把心定下来，却老是静不下来。是方法有问题吗？不一定，原因只是你求静的次序颠倒了。心要先定下来，才能感受到安静。定心是步入静心的基本功。

**心不定，难安静。定心，是为准备安静。**

我创立的"'观'音定心"声疗修心法，是以"先定后静"的次序安放心神，洗涤心灵，让天地人共振。**定心是为专注、集中，回收分散的能量，准备进入深层的静心。**

我研发的"静听爱©"铜磬是训练"先定后静"的工具。一般人以为听磬的目的是追求静，可是未准备好定心的话，静只是转瞬即逝的表象，未能扎根，所以你光是听磬声，只能得到舒服的"感觉",内心还未真正平静,听完后很快便会反弹,回到不安的状态。"磬修"不能只用听觉,要从基本功开始练习:先敲好磬,训练定心,准备打开心眼"观"音。敲磬定心后,方可内观静。

磬,表面是训练仔细聆听,安静内心,但秘密却是训练放松和阴柔。**松是静的入场证,是通过动来求静的核心原理,跟武术差不多**。手腕放松,声音才会沉厚,若执着敲出悦耳的声音,或者绕出延长的泛音的话,重心便移位,你永远只停留在声音的追逐上,变成"执念",离身心很远,那么磬不过是个时髦玩具而已。手能放松即身体已准备好温柔,能量便能集中,进入阴柔,静才会悄悄出现。

以磬修心养静,除了练习敲磬外,还要注意以下几点:

(1)铜磬发声为体验内敛、安静,应避免追求响亮的声效。请以轻、松、柔的力度敲和绕磬,以"入静"为终极目的。

(2)**静音在里面,不在外边**。注意,别执着延长敲磬或绕磬的余音,令追求声音变成欲望。磬声是定心的工具,不是目的。静的空性,才是听音、"观"音的终极。

(3)你是什么状态,便会发出什么磬音。同一个磬,不同人能发出不同的声音。我鼓励以不同的力度和位置做敲和绕磬练习,寻找属于你和铜磬之间独有的、亲密的联结。

**磬声的疗心效果**

彻底放松，享受静心；

增强定心、冷静和集中能力；

舒缓压力、焦虑感和恐惧感；

发掘内在和平、自强、喜悦的力量。

**何时适合听磬？**

早上起床后定心，为新一天准备正能量。

晚上临睡前，清理杂念，尤其适合睡眠障碍患者。

疲累、不安、忧虑、愤怒、低落时舒缓困倦，平衡情绪。

在进行静心活动前后，如瑜伽、禅坐、品茶等。

在进行高压活动前后，如演讲、表演、教学、辅导、治疗、磋商、剖白、考试等。

**谁适合听磬？**

从事疗愈工作、身心灵教育工作、高压上班族。

情绪容易不稳定，希望提升正向情绪。

失眠、思绪混乱、需要减压、放松身体。

心态长期负面，积压心病，需要放下心结。

希望静心修养，寻找内心平静和喜悦。

希望提升自爱、自信，加强专注力、直觉能力。

## 专业级复方芳疗油

埋在心底的病，需要深层次的疗愈工具。

有些病难痊愈，多半不是因为那个病，而是心头常年深藏或抑压的那根刺。

在我的疗愈经验里，看到大量个案的问题轨迹，都离不开错综复杂的因果逆位：由心结变身病，或由身病变心疾；身心交战，病源在自身，也离不开他人，甚至传承了整个家族的缘与业。大部分个案都掺入以下一种或多种典型情绪病症：失眠、伤痛、心魔、没自信、不快乐、肠胃不适。

要清理深层的心结和垃圾，需要一定程度依赖可靠、安全和纯然、强大的能量。这些年，我一直在默默研发能在不同方位和层次助人定、清、静的疗愈方法和工具。除了铜磬外，我希望借助大自然中植物的强大"融化"力量，助人清心、洗心、定心。

强调融化而不只是清理或疗愈，是因为**只有和疾病"融"合，才能"化"解对立**。能与它和平共存，便不会再起冲突。这是人与天地共存的智慧。西方主流医学的对抗性疗法侵害性强，无法让人和身体包括情绪的关系和平共处。除掉此处，彼处又在闹矛盾；服药治疗此器官，同时又在伤害彼器官，一伤未完，一伤又起，制造没完没了的疗愈宿命。病到底是什么？痛到底是什么？

一位大师在一次答问时提到，疗愈（healing）和完整（whole）及神圣（holy）出自同一字根，疗愈是回归完整的神圣。此话好参考。能与病痛同在，以大自然的巧手抚慰病痛，一切的不完整便开始化解，这是神圣的关系，也是疗愈的终极取向。

芳香疗法具备了这种深层的融化条件，它是拥有超过四千年历史的古老自然疗法，其疗效深化而长远。要找对的芳疗体系和对的人合作很重要。我有幸遇上师承和毕业于瑞士Usha Veda自然疗法学院的芳疗师孙子然（Jenny）。有别于坊间较普遍、容易考取及由私人机构发牌的英国IFA及美国NAHA的芳疗课程，Usha Veda自然疗法学院是全球唯一结合印度脉轮、阿育吠陀（Ayurveda）能量疗法，并着重"找出问题根源"之疗愈训练，它是精密及全面地整合能量、心灵和情绪疗愈的芳疗体系，其考试系统及专业认证资格极其严谨，历来华人毕业者尤少。它更是唯一获得瑞士政府国家认证的自然疗法学院，子然是首批获得认证的亚洲区毕业生之一。

瑞士芳疗的核心治疗理念跟我的很相合，于是我邀请子然合作，和她做充分和深度的沟通，互相协调振频，确保彼此本着纯粹和一致的疗愈理念和愿望，然后共同研发针对以上六大情绪病症的专业级复方芳疗油。推出以后，海内外客人的用后反馈都非常正面。

（1）**好好睡**

适合浅睡、多梦、难以入睡，或焦虑、忧心、紧张、心神不定者，有助于镇静安神，深度放松，如轻躺浮云，日间舒缓情绪，晚间从容入睡。

（2）**放好**

适合曾经受到心灵创伤、容易受伤、固执放不下，或长期接收外界负能量或自制负能量者，助你净化能量，清理心结和负面记忆，释然放下伤痛或浊气。能放下，便会好。

（3）**我行**

适合缺乏自信，性格内向，因情感困惑、心结或阴影阻碍表达而感到焦虑、恐惧和不安，内心喋喋不休，影响成绩或人际关系者，可助你增强勇气，冲出心理关口，扭转自卑，表达自己，恢复自信。

（4）**收放**

适合由情绪失调而引起的消化相关症状，助你化解抗拒心态，接受际遇，解放自己，从此气通人爽，肠胃不再堵塞，郁闷不安。

（5）**轻轻安**

适合抑郁、忧心和长期不快乐者，助你释怀放松，平衡情绪，提升下沉的能量，为细胞注入快乐和满足的动能，好好爱自己。

（6）**洗心**

适合执着、受邪气攻击、纠结于亲人关系，或有幻视幻听、疑神疑鬼、病患困身者，有助于消除心魔障碍，提升自身正气保护力，走向光明，心安理得。

## 自疗音叉

自疗音叉可应用于身心灵的调理和疗愈。它的特定音频，能与身体的脉轮、穴位和器官产生共振（resonance），有助于调整和疗愈失衡的能量，净化人体，甚至环境的负气场，达致身心排毒、深化静心的效果。

坊间的音叉种类繁多，**我一向相信和推崇"由零到一"已足够的简约治疗法**，回到最基本和简单是最有效的自疗方向。建议音疗初学和初用者只需要两支基本音叉：水晶音叉和OM音叉。

理性的音叉治疗，应从两个基本步骤开始：先定心，后静心。

定，是把散失的能量归位。水晶音叉是最适合的定心音叉。其独特的高频能以最短时间排遣杂乱情绪和负面意识，重新调教正能量，修复散失的专注力，清、补功能兼备，是理想的情绪整合治疗工具。静，是把回归的能量沉淀、扎根和保存。OM音叉是最适合的静心和修心音叉。先用水晶音叉清理和稳定自己，瞬间达到定心效果。心定后，再用OM静心音叉进入安静、提升静心能量。

水晶音叉：振频为4096赫兹（Hz），是极高频音叉，音高、清脆、稳定、轻柔如发出一道银白色的光，令人马上精神归位，调整能量，清理负气场，是达致有效、快捷、可靠的定心、安心自疗工具。

OM音叉：振频为136.1赫兹（Hz），属低频音叉，声音沉厚、舒服、温柔，如探进深海或苍穹深处的静谧。OM音叉发出的振频，能刺激细胞释放一氧化氮，带来身体和心灵上的稳定和放松。OM音叉适合在能量下滑、感觉虚浮、心虚不安，或需要消除压力、减轻痛症、集中精神、净化身心和能量扎根时使用，也适合在进行静心冥想、打坐或瑜伽练习前使用。

我自2005年开始采用音叉治疗，在全国演讲和讲课时示范和教授音叉的自疗方法。多年来亦持续用它为客人做清理、定心和身体调频的治疗。我的"静听爱©"声疗系列品牌于2014—2018年期间，与超过130年制造专业音叉经验的德国生产商合作，以我指定的改良设计，独家出品过这两支疗愈级优质音叉，引起全国很大的反响。由于出品细节繁多，加上年前我决定减少事务，腾出更多私人时间，决定停止出产。其后还有很多人不时来邮查询。2022年，在极需要稳定人心和重整能量的疫症之季，决定重启生产。

**花药深层治疗**

我花了二十多年研究疗愈伤痛的有效方法，每种疗法都必然亲自试验和重新调教及改良，认证过确实见效后才会说出来，在做个案时用上。花药（内地译作"花精"）疗法是我近年亲身见证过，确认尤其对接受和融化深层创伤有明显疗效，效果快速和彻底。心清眼亮的正气花药师朋友帮我调配了一次剂量，服完后，埋藏了十年的极深层创伤后遗症，竟然马上被温柔地融化了，效果令我异常惊叹。

有科学研究证实，创伤能永久刻在记忆里，难以除掉。既然如此，我们可以做的，是修成与它安然同在，不来不去的境界。花药深层治疗非常适合快速处理情绪症状，建议用花药作短期疗程，配合芳疗的长远归根疗法作合并疗愈，效果会相当理想。

我不是专业的花药治疗师，但我会在衡量过有需要时，转介客人给专业可靠的花药治疗师尝试花药治疗，配合芳香治疗，以及做其他我特设的自疗功课，能快速修复紊乱的情绪，恢复平静和定力。

"贝曲花药"治疗是通过花药（Flower Remedies）来协调、处理及转化情绪，引发内在自愈的潜能，消除疾病的心因。它由英国的贝曲医生（Dr. Edward Bach）于1930年创立。他原为西医、细菌学家、免疫学家及同类疗法医师。他发现绝大多数疾病源于情绪和心理问题，于是智慧地选用38种能对应不同情绪及人格需要的植物，撷取其能量信息，研制成纯天然、无副作用、温和安全、易于使用的非对抗性花药疗法。

38种花药分别针对不同的情绪和身心状态，如恐惧、自卑、不安、嫉妒、固执、仇恨、敏感、沮丧、身心俱疲、消极……花药能帮助寻找疾病或情绪的本源，祛除心理障碍，重归天地人和谐并存的圆融。

## 茶疗与茶修

在我的小说《如山、古树和我》里出现过的疗愈室，其中一个环节是疗愈师会为客人挑选一款蜕变茶。现实中，做个案时若场地许可的话，我会亲自泡预先为客人拣选的茶，也会在设计自疗功课时，向适合的客人建议从学习泡茶开始，调教心乱和定不下来的习性，并现场示范如何用最简单的方式泡好一杯茶，让茶成为反映自己当下状态的镜子。这是一种茶疗，也是茶修。

自爱，可以从喝好一杯茶开始。

你的身体就是你的道场，茶是让身体修静的最好工具。以茶来修行，通过认识、品尝来尊重茶生态，从茶的丰富层次和变化中学习内敛，看清楚自己。

你是什么人便会泡出什么茶。花有花语，茶也有茶语。和茶细语、对话，不以操控它来做出你想要的效果，茶自会打开自己，给你最好的回音，达致人茶互敬共转化之境界。喝茶前先虚怀，茶会为你开放。先聆听茶要跟你说什么，让茶去修养你。

我尤其推荐纯天然制造的白茶、老树或古树普洱茶，这些茶都是经过极少的人工工序制成的，天然阳光生晒，能喝到太阳和树木的阳气，是可以用来修养的茶。它们在天然的树林内和其他品种的植物浑然并存，自然生态让土壤保存营养，也保存了深厚的茶气，是正气的茶。以茶修身心除了能养生、修感恩和保育心外，还能让人接地气，活得更踏实。

你可以用任何你喜欢的茶来修定养静，打开五感，训练仔细。但要微观身体反应，确保喝后不会心跳加速，咽喉紧锁，抽津舌麻和有中毒反应等。不要为过度追求色香味和时尚美感而忘记了茶修的初衷，更无须买大量昂贵茶器、获奖茶或真假难分的所谓珍藏老茶等，除非你志在投资或显示有品位。请善待每一泡茶，但不留执着，泡不好，也很好，一茶一遇一境界。**找有修养的茶老师学茶，学习茶才是你真正的老师**。

喝茶有需要注意的地方。不少人体质偏虚寒，尤其是南方人或经常在冷气里干活的上班族，喝轻发酵、重焙火或刚烈的茶可能会令身体失衡，出现不良反应。但有些体质虚寒的人经常喝这些茶，为何好像没有什么不妥？问题在于习惯和麻木了，身体也"适应"了，却看不到内在正在发生什么变化，情况有点像喝酒。当我看到客人的前额气息，看出他的思绪飘浮不定时，大约都能猜出他是喜欢喝什么茶的人。喝喜欢的茶、喝习惯喝的茶，不等同喝对了，适合了偏寒的人可喝较温性的茶，偏虚的人基本上应避免多喝茶。想喝的话，可以试喝少量茶龄最少数年的古树生普洱茶；非气滞型体质者，可喝经干仓发酵、茶性较温和的普洱熟茶。农药茶、加工茶、调味茶、放化学添加物的时尚茶，不宜多喝，你心知肚明的。

体质许可的话，可以喝纯天然制的白茶净化心灵，其极致的原始纯粹本色能带来身心安慰。一口白茶能体验一茶一净土，洗涤压抑和受伤的心，是上好的心疗茶。

请找有可靠信誉的茶人买茶，更重要的是训练自己有分辨好坏真假的能力，你的舌头，你的身体才是最可靠的质量检证师。

我在《爱自己是一辈子的修行》第四章，详述了我的茶修经历、如何喝好一杯茶，和从品古树茶学习谦卑及保育土地的内容，可以细读参考。

## 素黑语录选

◎ 你不是来看我，你是来看你自己，和自己相认。

◎ 有人想看通自己，有人却害怕看透。

◎ 也许你不如你所想那样。

◎ 你不一定是人家所说的那样。

◎ 有修为的人会先检点自己，才张看别人。

◎ 没有一种平静和喜悦，是不用经过取舍而得来的。

◎ 没有一种放下，是无须经过执着和痛苦能修成的。

◎ 每个人到最后都是一样，也不是一样。

◎ 有些害，伤现在；有些害，伤将来。不止于你与我之间。

◎ 我们都希望结局会不一样。

◎ 我们没有更多生命去浪费。

◎ 别总以为问题在外面，先看看自己。

◎ 自足的人，无须刻意找听众。

◎ 原来世上最难坚持的是改掉自己的习性。

◎ 每个人都问心有愧。

◎ 你走的每一步，决定你要做一个怎样的人，成为怎样的人。

◎ 放不下，先放好，这是放生自己的道理。

◎ 人是分裂的，从来没有一个"原来"的你。

◎ 你只能依赖对的人。

◎ 你只能埋怨一种人，那些明明有能力、懂方法却懒得去做的人。

◎ 那些没能力也没办法的无能者，和他们计较只会自制伤口。

◎ 别老是觉得自己是唯一的受害者。

◎ 大方令你永远是赢家，也输得起。

◎ 不求人可怜，也不找借口。

◎ 迷信的最大祸端不是被欺骗，而是你先欺骗了自己。

◎ 不管问卜的结果是什么，你要做的都是同样的事。

◎ 一个人的自我管理和规划能力，足以主导情绪和命运。

◎ 各种消灾避凶或免死金牌，最终都是要还的，上天没有给你白过关的理由，不然只会害死你。

◎ 命运不过是按照你过去和目前的习性来推断的轨迹，可以靠调教自己来扭转。

◎ 你的命运原本不是这样的，你才是因也是果。

◎ 不要辜负岁月给你的一切历练。

◎ 人生可以随时重新开始，但也不一定有时间。别以为你一定会有明天。

◎ 别活了一生只为别人添嫁衣、贴光环，你值得活得更有价值、更受尊重和欣赏。

◎ 人不怕找不到路，最怕盲目，有路看不见。

◎ 接受遗憾是成长的功课。

◎ 犯错原是成长的道场，失败过后便是坚强和长进。

◎ 别想那么多、介意那么多，偌大的天空便是你的。

◎ 有些问题你最好不要问，别问令你变得更蠢的问题。

◎ 很多怨气的背后因由不是谁负了你，只是你贪不起的恶果。

◎ 所有的贪都是要对等奉还的。

◎ 说谎不能帮你得到真正需要的，只会令你失去更多。

◎ 你打算为所说的话负责任、承担后果吗？

◎ 要认清楚一个人，不要听他说什么、写什么，要看他做什么。

◎ 人要养成不随便把东西放进口、把话说出口，才会进化，能静

观，看通透。

◎ 埋怨多的人，同时是非也多。

◎ 静不下来，不能闭嘴，难以独处的人，不会有沉淀稳重的力量。

◎ 记忆是堆积愿望、欲望和情绪的结果，你只看到堆砌出来的你我。

◎ 我们都活在自己的印象里，自欺欺人。真假难分，演坏了角色。

◎ 习性是你最大的敌人，养活正在蚕食自己的心魔。

◎ 看通自己的第一步，是和身体重修旧好。

◎ 身体状态是看通自己的密探。

◎ 身体很善良，一直在守护你，和你对话，提醒你离自己有多远。

◎ 毕生供养你、照顾你，对你最不离不弃，到死那一刻还与你同

在的不是谁，而是你的身体。

◎ 身体是我们最容易忽略的情人，可我们还在喊穷喊缺爱。

◎ 父母只是带你出生的使者。

◎ 老了的父母只是孩子。

◎ 不堪的父母能毁掉子女的人生，进化的子女能改变自己的命运。

◎ 两代之间隔一层玻璃，撞击易碎，一抹自了然，彼此原是互相

对照的镜子。

◎ 做父母难，做子女也难。请放下仇怨，本来彼此都是借对方学做人，没有谁比谁有理。

◎ 别执着要父母改正缺点，你只能修养你自己。这是你能为家人、自己和下一代做的美事。

◎ 假如你不能被父母接受，请以体谅和拒绝来回应。体谅他们不懂得爱的力量，拒绝像他们一样爱无能。

◎ 孩子都是来教你什么是和不是爱，教你怎样做人。

◎ 父母与子女是吊诡缘分，互相亏欠又各不相欠。

◎ 生育前请一万倍三思，这是对生命最基本的尊重。

◎ 生命的本相是自生自灭，没有更多，活着已是好。

◎ 静音在里面，不在外边。

◎ 心不定，难安静。定心，是为准备安静。

◎ 找有修养的茶老师学茶，学习茶才是你真正的老师。

◎ 人蠢更要学谦卑，懂感恩。

◎ 要知道自己蠢，无知才是无药医。

◎ 散漫是懒惰的伪装者，只是把丑态饰掩得文雅一点的名字。

◎ 人在井底会产生两种心态，要么绝望放弃，要么想尽办法爬出来。

◎ 努力的人不一定能走出困局，但懒惰的人肯定死在井底。

◎ 别想绕过辛苦找借口。

◎ 善良是不够的，人需要不断修心长智慧，修成能辨别是非黑白

的能力。

◎ 当你定力和慧根不足时，别幼稚到以为你的善良能改邪归正。

◎ 人是软弱的，责任还是你的，逃不了。

◎ 不用介意决定离开蠢钝的人，远离混乱的人，避开恶人。

◎ 不要害怕说真话，大部分的分离，都是双方在自欺欺人和逃避

说出真心话的结果。

◎ 别做你批判的那种恶，别忘行你想看到的善，这是给自己应得的报应，也是支撑走下去的力量。

◎ 每个人都有病，有深有浅，有救没救，这原是所有生命的本相，无须理由，怨也没用。

◎ 人不一定要合群，交很多朋友。真心交往者，一个已足够，两个满感恩，三个可能已太吵，你懂的。

◎ 修为的境界有两步：由零到一，修谦卑；由一归零，炼修为。其余的，已多了。

◎ 上天已给了你一生无数的改进机会，是你没有趁早为人生装备好自己罢了。

◎ 愿你能修炼出安然自若、光明磊落的心迹，和自己美丽相逢。

**人啊，认识你自己！**